李露桐　杨文佳　主编

中医基础理论学习笔记

化学工业出版社
·北京·

图书在版编目（CIP）数据

中医基础理论学习笔记 / 李露桐，杨文佳主编. 北京 ： 化学工业出版社， 2025. 10. -- ISBN 978-7-122-48814-5

I. R22

中国国家版本馆 CIP 数据核字第 2025RR0096 号

责任编辑：王新辉　赵玉欣　　　　装帧设计：关　飞
责任校对：王　静

出版发行：化学工业出版社
　　　　　（北京市东城区青年湖南街 13 号　邮政编码 100011）
印　　装：北京新华印刷有限公司
880mm × 1230mm　1/32　印张 5　字数 120 千字
2026 年 1 月北京第 1 版第 1 次印刷

购书咨询：010-64518888　　　　售后服务：010-64518899
网　　址：http://www.cip.com.cn
凡购买本书，如有缺损质量问题，本社销售中心负责调换。

定　　价：49.80 元　

前言

学习中医，必须从基础理论入手，然而对于很多学习者来说，看似简单的中医基础理论知识，学习起来却并不容易。因为中医基础理论所包含的很多概念比较抽象，如阴阳、五行、藏象这些概念，其内涵和外延都较为宽泛，需要仔细厘清、深入思考才能理解透彻。此外，还有很多知识点容易混淆，对于这些知识点，如果不做系统性整理，掌握起来自然效率会不高。

实际上中医基础理论是一系统性很强的学科，无论是比较抽象的基础理论，还是涉及身体脏腑的诸多复杂关系，其背后都有一定的规律可循，只要掌握了有效的方法，学习就会事半功倍。为了帮助初学者更快更好地入门中医，我们组织编写了这本《中医基础理论学习笔记》。

本书立足最新的《中医基础理论》教材，将繁杂的中医理论和知识做了系统性梳理，以学习笔记的形式呈现出来。既保持了教材的知识框架，又使主干知识一目了然，对于重难点知识、易混知识点等，还以彩色色块、下画线、圆圈等形式做了突出显示，方便记忆和理解。

结构上的系统性和内容上的简洁性，使得本书很适合中医入门者阅读使用；本书主干知识，特别是着重标示的重难点、易混点等，也是历年中医师考试的范围和重点，因此本书也特别适合中医医师备考之用。

将繁杂的知识梳理成一本简洁易读的笔记，不是一件容易的事，在这个过程中，编者需要不断地对相关理论和知识做深入解读，既要保证其通俗性，又要不失其严谨性。一些复杂的理论，使用简洁的语言往往不足以解释或描述其原理或过程，为此我们增加了一些图示，一方面是为了弥补语言之不足，更直观地展示其中的原理和关系，另一方面，也希望由此加深读者对此知识点的理解和记忆。

读书是一个由厚到薄的过程，而学习却是一个由简单到复杂、由浅显到深入的过程。我们真诚地希望这本书能带给你学习中医的兴趣，帮助你以轻松的心态走进中医，由此开启新世界的旅程，在不断深入探索、不断丰盈的过程中，收获健康、成功、喜悦和满足。

编者

目 录

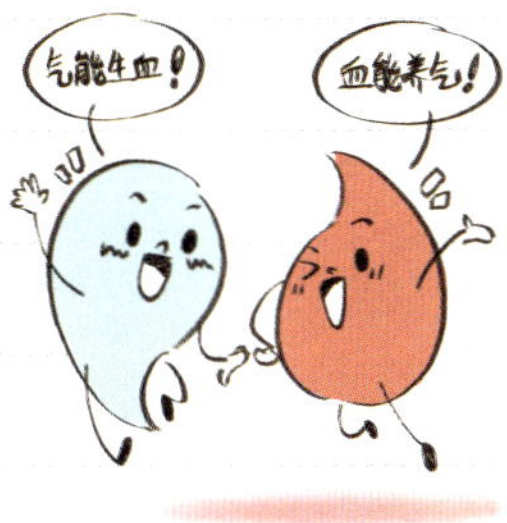
气能生血！
血能养气！

绪论 中医学的理论体系

主要内容：

1.中医理论体系的形成

2.中医理论体系的特点

中医学以人—自然—社会心理为医学模式，强调以人为本，主张顺应自然规律，主动适应自然和社会环境。

第一节　中医理论体系的形成

哲学基础：气一元论、阴阳五行学说。

思维模式：象思维、系统思维、变易思维。

指导思想：整体观。

形成条件

1. 社会文化的发展：春秋时期各种流派出现，学术争鸣。
2. 科学技术基础：天文、农业、气象、地理等知识融入中医学。
3. 医药实践基础：从甲骨文开始。
4. 哲学思想的渗透：特别是气、阴阳、五行学说。

形成标志

《黄帝内经》：中医学最早的经典著作。

确立了中医学独特的理论体系。

具体表现：建立五脏为中心的功能系统。

创立经络学说。

提出治未病观点。

《难经》：对脉学（寸口脉诊）有详细的论述和系统创建。

阐扬和发展了命门、三焦、经络理论。

《伤寒杂病论》：中医学第一部“辨证论治”专著。

《伤寒论》：创立“六经辨证”理论。

《金匮要略》：以脏腑论内科杂病。

《神农本草经》：现存最早的中药学专著。

“四气五味”药性理论。

提出“治寒以热药，治热以寒药”。

第二节 中医理论体系的特点

整体观

人体是一个有机的整体

1. 五脏一体：人体各部分结构与功能完整统一。
2. 形神一体：形体与精神互相依附，不可分割。
3. 精气神一体：精可化气，气可化精，精气生神，精气养神，神统驭精与气。

病机变化的整体性

1. “有诸内，必形诸外。”
2. 脏腑在病机上相互影响。
3. 形与神在病变上相互影响。

人与自然环境的统一性（相互影响）
人与社会环境的统一性（相互影响）
→ 均体现在三方面：生理、病理、防治

辨证论治

病、证、症的概念

病 一个完整的异常生命过程

如 感冒、咳嗽、痢疾……

证 疾病过程中某一阶段某一类型的病理概括

如 风寒、风热……

症 病人感知的异常、医生发现的异常表现

如 恶寒发热（症状）、舌红少津、脉细（体征）……

何为辨证论治

辨证：明确疾病本质并确立为何证的思维和实践过程。

包括辨病因、病位、病性、病势。

论治：根据辨证的结果确立治疗原则、方法及方药。

以咳嗽为例

辨证

病因：外感

病位：肺

病性：寒

病势：实

⇒

论治

属风寒犯肺

↓ 治则

疏风、宣肺、散寒

同病异治与异病同治

同病异治与异病同治的理论依据是辨证论治。

同病异治：同一种病，因**证候**不同而治疗有异。

（发病时间、地域、阶段、类型、体质）

如：麻疹 初期 解表透疹

中期 清肺热 ⇒ 证异治异

后期 养肺阴胃阴

异病同治：不同的疾病，由于病机大致相同而表现为相同的证，可用大致相同的治法。

如：胃下垂、子宫下垂 同属中气下陷，

皆可用**补益中气**之法。 ⇒ 证同治同

总结：治法相同还是不同，**取决于证是否相同**。

第一章
中医学的哲学基础

主要内容：

1.气一元论

2.阴阳学说

3.五行学说

气一元论、阴阳学说、五行学说属中国古代哲学范畴，也是构建中医理论体系的基石。

第一节 气一元论

气

气的概念：存在于宇宙中的无形而运动不息的极细微物质。

气的哲学概念：气是构成世界的物质本原。

气一元论的内容

气是物质：充满宇宙，构成万物。

气是万物本原：天地精气化生为人，人有精神。

气的运动是万物变化的根源：气的运动是物质世界存在的基本形式。

气的运动称为气机。

升、降、出、入、聚、散是气运动的基本形式。

万物变化皆为气化的结果。

气化→就是气的变化

气一元论在中医中的运用

构建天人合一整体观：人是自然的产物，人是万物之灵——气为中介，将人与天地联系起来

解释人体生命活动：气是生命的本原（父母精气）。

气的运动是生命活动的根本。

气化是生命活动的基本形式。

解释人体疾病变化：邪气致病，戾气致病，气的升降出入失常致病。

指导疾病的诊治：脏腑之气盛衰可通过气的导介反映于体表（如经络）。

第二节　阴阳学说

阴阳的概念与归类

阴阳是对自然界相互关联的某些事物或现象对立双方属性的概括。

事物、现象的阴阳属性归类表

属性	时间	季节	温度	湿度	重量	性状	亮度	运动状态
阳	昼	春夏	温暖	干燥	轻	清	明	上升、运动、兴奋
阴	夜	秋冬	寒冷	湿润	重	浊	暗	下降、静止、抑制

寒热、动静、明暗是阴阳的标志属性，而水火皆具，故称：

"水火者，阴阳之征兆也。"

"左右者，阴阳之道路也。"

阴阳的特性

普遍性：阴阳概括天地，包罗万象。

关联性：阴阳共处于统一体中。如上与下、寒与热、气与血。

规定性：属阴属阳不可改变。

相对性：阴阳属性在一定条件下可以互相转化。

阴阳之中复有阴阳。

阴阳属性随比较的对象发生改变而改变。

阴阳的相对性：

以昼夜为例

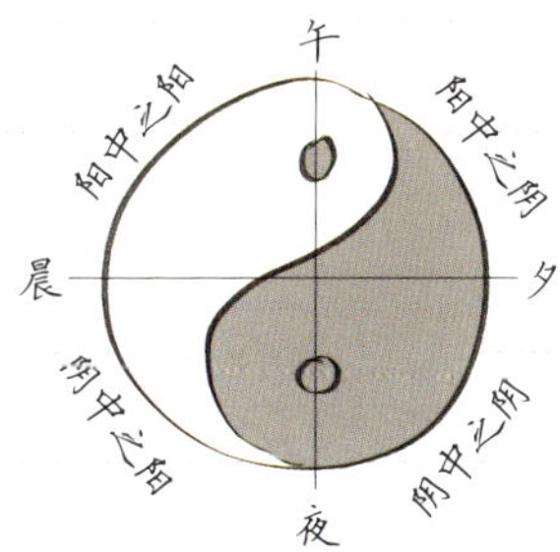

阴阳学说的基本内容

阴阳交感：阴阳二气在运动中相互感应而交合的相互作用。

是阴阳转化的内在依据。

“天地氤氲，万物化醇；男女媾精，万物化生。”

阴阳对立：阴阳相互斗争、相互排斥、相互制约，以维持动态平衡。

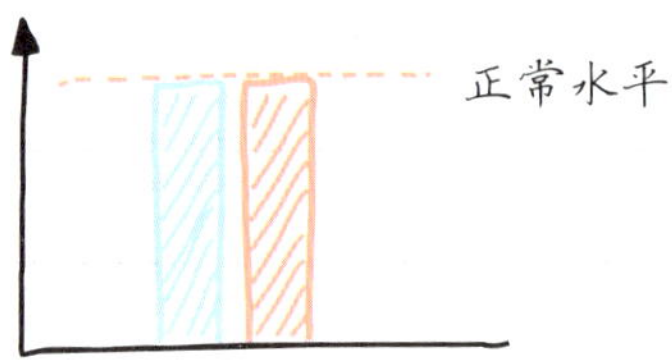

阴阳平衡

阴阳互根

互藏：任何一方都包含另一方。（阴中有阳，阳中有阴）

互根：互为根本，相互依存。相互滋生、促进助长。（互为存在前提）

互藏互根的意义：阴阳始终处于统一体之中。

阴阳互藏互根是阴阳转化的内在依据。

阴阳消长

概念：阴阳双方在对立互根的基础上永恒地运动变化着，不断出现“阴消阳长”与“阳消阴长”的现象。

原因：阴阳之间存在对立制约、互根互用的关系。

此长彼消
此消彼长

阴长阳消
阳长阴消
阴消阳长
阳消阴长

阴随阳消
阳随阴消
阴随阳长
阳随阴长

同长同消

阴阳消长是发生转化的前提。

（如：冬至一阳生）

阴阳转化

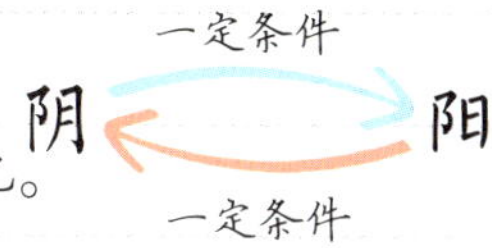

概念： 阴阳双方在一定条件下向相反方向转化。

形式

渐变：如四季温热寒凉的变化、昼夜变化。

突变：如气候剧烈变化。

（重阴必阳，重阳必阴，寒极生热，热极生寒）

夏天下冰雹即为阴阳突变

疾病过程中的表现：寒证与热证在一定条件下互相转化。

如：急性热病，出现高热、面红、咳喘等实热性表现，属阳证。当邪热极盛，正气大伤时，则会突然出现面色苍白、四肢厥冷等虚寒性表现，属阴证。

阴阳自和

概念： 阴阳双方自动维持和恢复其协调稳定状态的能力和趋势。

表现： 自然界：四时寒暑正常交替。

人体：生命活动稳定有序。

疾病过程中：阴阳自动恢复协调，促使疾病向愈。

阴阳学说在中医中的运用

主要是运用阴阳学说的**辨证思维**认识人体及疾病变化，指导诊治。

组织结构和生理功能方面

	阳	阴
部位	背、上、表	腹、下、里
脏腑	六腑	五脏
气血津液	气	血、津液
经络	四肢外侧的经脉	四肢内侧的经脉

病理方面

分析病因的阴阳属性

阴邪：主要是饮食居处、情志失调。

阳邪：主要是六淫。

- 阳邪：风邪、暑邪、火邪、热邪
- 阴邪：寒邪、湿邪

阴阳之中复有阴阳

分析病机的基本规律

疾病的发生发展是邪正斗争的过程，导致人体阴阳失调。

阴阳失调的表现：偏盛**偏衰**和**互损**。

“阴胜则阳病，阳胜则阴病，阳胜则热，阴胜则寒。”

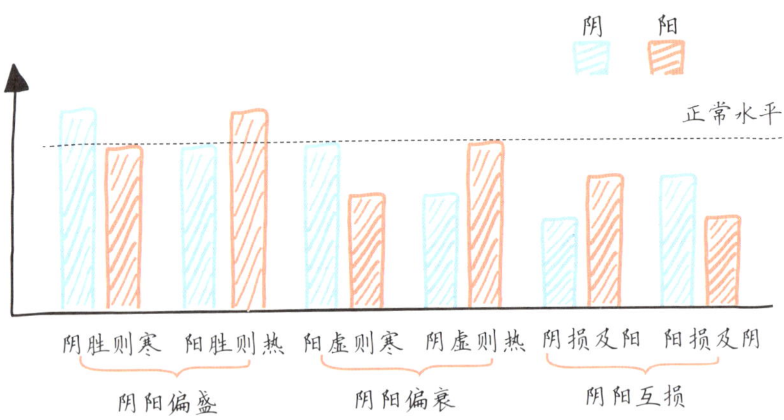

诊断方面

分析**四诊资料**

色黄、赤为阳，青、白、黑为阴

声洪亮为阳，声低微为阴

身热恶热为阳，身寒恶寒为阴

辨别证候

疾病部位：表证(阳)　里证(阴)

疾病性质：热证(阳)　寒证(阴)

疾病趋势：实证(阳)　虚证(阴)

表实热属阳；里虚寒属阴

脉象

浮、数、大、洪、滑 → 阳

沉、迟、小、细、涩 → 阴

治疗和预防疾病方面

指导养生　春夏养阳、秋冬养阴

确定治疗原则　调整阴阳：阴病治阳、阳病治阴

具体方法

实证：阴阳偏盛（损其有余）
- 阴盛 → 实寒证　治法：寒者热之
- 阳盛 → 实热证　治法：热者寒之

实则泻之

虚证：阴阳偏衰（补其不足）
- 阴衰 → 阴虚证（虚热证）　治法：阳病治阴
- 阳衰 → 阳虚证（虚寒证）　治法：阴病治阳

虚则补之

归纳药物性能方面

	阳	阴
四气	温、热	寒、凉
五味	辛、甘、淡	酸、苦、咸
作用和方向	升、浮	降、沉

第三节 五行学说

五行的概念

以金、木、水、火、土五种物质及其运动变化，归纳宇宙万物并阐释其相互关系的五种基本属性。

金、木、水、火、土

是为了描述事物的运动形式以及转化关系，并非五种具体的元素。

五行的特性

木曰曲直

树木的枝条具有生长、柔和、能屈能伸的特性。具有生长、升发、条达、舒畅等性质的，归属木。

火曰炎上

火具有炎热、上升、光明的特性。具有温热、上升、光明等性质的，归属火。

土爰稼穑

稼穑即种植和收获谷物。具有生化、承载、受纳性质的，归属土。

金曰从革

革即变革。具有沉降、肃杀、收敛性质的，归属金。

水曰润下

水具有滋润、下行的特性。具有滋润、下行、寒凉、闭藏性质的，归属水。

五行的归类

归类方法： 取象比类。如南方炎热，与火相类似，归于火。

推演络绎。如心属火，小肠、面、舌、喜与心相关，也归于火。

五行归类表

五行	自然界						
	五色	五音	五味	五化	五气	五位	五季
木	青	角	酸	生	风	东	春
火	赤	徵	苦	长	暑	南	夏
土	黄	宫	甘	化	湿	中	长夏
金	白	商	辛	收	燥	西	秋
水	黑	羽	咸	藏	寒	北	冬

五行	人体									
	五脏	五腑	五官	五体	五液	五脉	五华	五情	五声	五变
木	肝	胆	目	筋	泪	弦	爪	怒	呼	握
火	心	小肠	舌	脉	汗	洪	面	喜	笑	忧
土	脾	胃	口	肉	涎	缓	唇	思	歌	哕
金	肺	大肠	鼻	皮	涕	浮	毛	悲	哭	咳
水	肾	膀胱	耳	骨	唾	沉	发	恐	呻	栗

五行学说的基本内容

五行生克制化　属正常生理现象

相生： 递相资生、助长、促进

母子关系：生我者为母；我生者为子

木（母）—生→ 火（我）—生→ 土（子）

相克：相互制约、克制、抑制

母子关系：
- 克我者为所不胜
- 我克者为所胜

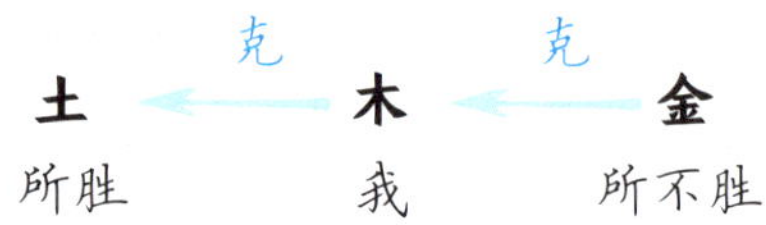

五行相生相克图

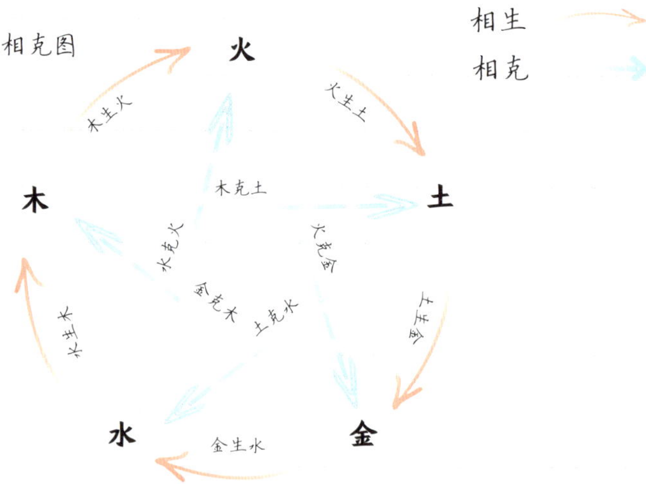

制化：相生与相克是不可分割的两个方面，生中有克（化中有制），克中有生（制中有化），相反相成，才能维持和促进事物相对平衡协调和发展变化。这种关系即五行制化。

五行制化规律

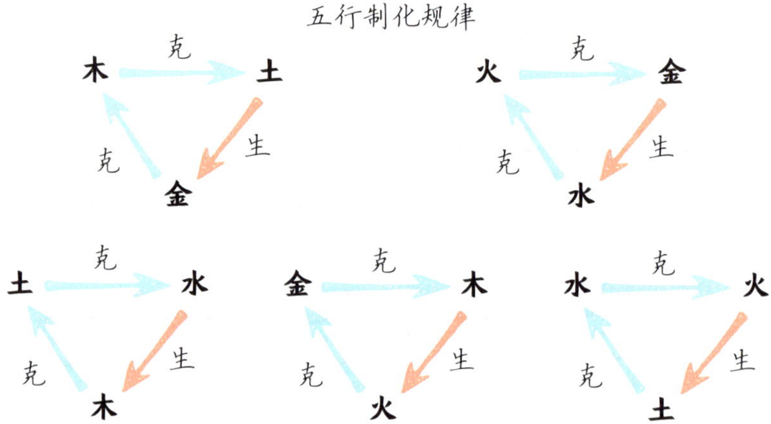

五行生克异常 属病理现象

母子相及

母病及子：母行虚弱，引起子行亦不足，致母子两行不足。

如：肾水虚弱（母行），不能滋养肝木（子行），导致肝木也虚弱。（母病及子多见于虚证）

子病及母：如肝病及肾（水生木）

子行亢盛，引起母行亦亢盛，使母子两行亢盛。→ 子病犯母

子行虚弱，上累母行，引起母行亦不足，致子母俱不足。

子行亢盛，损伤母行，致子盛母衰。→ 子盗母气

（子病及母多见于实证）

相乘相侮

相乘：过度克制。如：金克木属正常生理现象，若金太强，会导致木更弱，即金乘木。

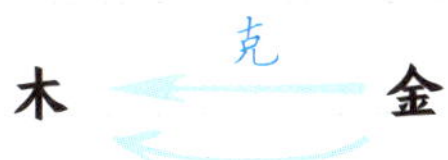

金乘木：金太强导致木更弱

相侮：不及或反克。如：金克木属正常生理现象，若金太弱反被木所克，即为木侮金。

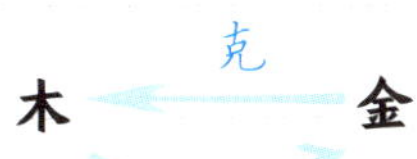

木侮金：金太弱反被木所克

五行学说在中医中的运用

构建天人一体的五脏系统：五脏配五行，将形体、官窍、情志分归五脏。

说明五脏功能及其关系：以五行特性比类五脏。

五脏与五行相对应，因此五脏之间的关系与各脏相应的五行生克制化规律相同。

资生关系

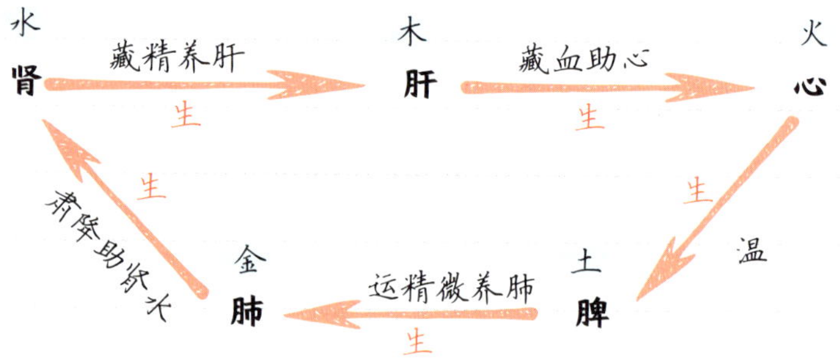

制约关系

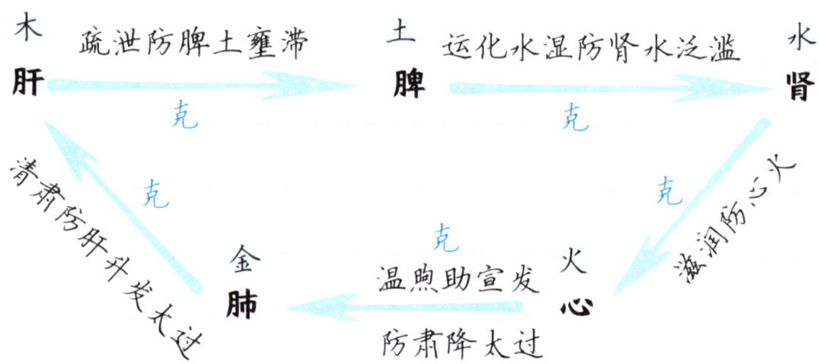

说明五脏病变的相互影响：某脏有病可以传至他脏，他脏疾病也可以传至本脏，这种病理上的相互影响称为传变。

相生关系的传变：母病及子；子病及母

相克关系的传变：相乘；相侮

五脏病变的相互影响，可用五行的乘侮和母子相及规律来阐释。如肝脏有病，病传至心，为母病及子；病传至肾，为子病及母；病传至脾，为乘；病传至肺，为侮。

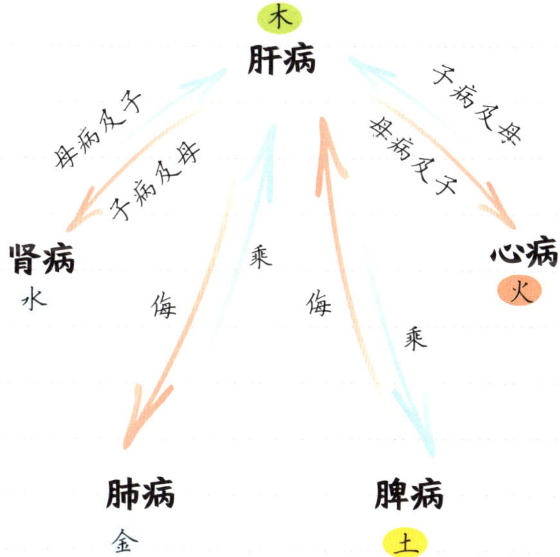

（其他四脏，以此类推）

用于疾病诊断

以五行属性归类和生克乘侮规律辨识五脏病变部位。

如：面色青，口味酸，脉弦，多见于肝病。

面色赤，口味苦，脉洪，多见于心火亢盛。

心脏病患者，而面见黑色，为水来乘火，多见于肾水上凌于心。

脾虚病患者，而面见青色，为木来乘土，多见于肝气犯脾。

注意：须四诊合参，不可单凭五行而定诊断。

指导疾病防治

指导脏腑用药：不同的药物有不同的颜色与气味。药物的五色、五味与五脏的关系是以天然色味为基础，以不同性能与归经为依据，按五行归属来确定的。

（五色五味与五脏的关系，见本书第13页表格）

控制疾病传变

除对所病本脏进行治疗之外，还要依据传变规律，治疗相关脏腑。

“见肝之病，则知肝当传之于脾，故先实其脾气。”

确定治法治则

根据相生规律

- **治则**：虚则补其母，实则泻其子（母、子——相生）
- **治法**：
  - 滋水涵木（水、木——相生）：滋肾阴以养肝阴
  - 益火补土（火、土——相生）：温心阳以补脾阳
  - 培土生金（土、金——相生）：健脾生气以补肺气
  - 金水相生（金、水——相生）：滋养肺肾之阴

根据相克规律

- **治则**：抑强扶弱
- **治法**：
  - 抑木扶土（相克）：疏肝健脾
  - 培土制水（相克）：健脾利水
  - 佐金平木（相克）：滋肺清肝
  - 泻南补北（相克）：心火　肾水

指导针灸取穴

中医将手足十二经四肢末端的穴位分属于五行，即：

井—木　**荥—火**　**输—土**　**经—金**　**合—水**

临床根据不同的病情以五行生克乘侮规律进行选穴治疗。

如：

治疗肝虚之证　原则：虚则补其母

肝属木，木之母为水，对应肾。

↓取穴

取肾经合穴（水穴）阴谷，或肝经合穴曲泉进行治疗

治疗肝实之证　原则：实则泻其子

肝属木，木之子为火，对应心。

↓取穴

取心经荥穴（火穴）少府，或肝经荥穴行间进行治疗

指导情志治疗

情志在病理上和内脏关系密切，故可以用情志的相互制约关系来达到治疗的目的。

怒伤肝，悲胜怒。喜伤心，恐胜喜。
思伤脾，怒胜思。忧伤肺，喜胜忧。
恐伤肾，思胜恐。
}以情胜情

附：中土五行关系

中土五行：土居中央，木火金水位于四方。

木居东方，应春季。
金居西方，应秋季。
水居北方，应冬季。
火居南方，应夏季。
土居中央，应四时。

突出土生万物、土控四行的作用。

第二章
中医学的主要思维方式

主要内容：

1.象思维

2.系统思维

3.变易思维

象思维、系统思维、变易思维均属中医原创思维，是中医学发展和进步的灵魂所在。

第一节 象思维

以形象思维为根本，意象思维为特征，应象思维为法则。

形象思维

采取观察法，以直观形象和表象分析解决问题的思维方式。

如：心“状如莲蕊”，肺“虚如蜂巢”，脾“扁似马蹄”。

进一步类比推理，“观物取象”。

如：空气流动引起风，类比推理。

凡是肢体动摇震颤、抽搐，病位游走不定的病象，都归为“风邪”。

意象思维

在形象思维基础上，运用概念、判断、演绎、推理等方法，从具体现象进行抽象的思维方式。

如：春季属木，阳气升发，草木枝叶条畅
肝的疏泄功能升散，性喜条达舒畅
二者相像，故将肝归属于木

如：自然界气化会对人体产生影响，据此可分析人体病象、舌象、脉象等来判断内在病情。 “司外揣内”

应象思维

根据某类事物特性，将与其相近、相似、相通特性的物象、现象归纳为同一类型，即“同气相求，同类相通”。

如：以十二条河流和八个湖泽，合于人体十二经脉和奇经八脉。

如：以自然界器物合于五脉，以应春、夏、长夏、秋、冬阳气的生、长、化、收、藏。

第二节　系统思维

研究系统和要素、要素和要素、系统和外部环境的相互联系、相互作用，从而综合地考察认识对象的**整体性思维**方法。

整体宏观

具体体现：气一元论、阴阳学说、五行学说等。

重要特征：1.整体大于部分之和。

2.没有孤立的局部，只有整体的部分。

3.局部病变要从整体调治。

中医的整体观：1.天、地、人是一个整体。

2.人自身是一个整体。

3.形与神是一个整体。

天人合一

天人同气、同构同律、相参相应的思维方式。

天人同气：天、地、人源于一气。

天人同构：天、地、人结构特征相同，人是天地的缩影。

天人同律：天、地、人节律相同，四时五脏阴阳相应。

形神合一

形体是精神活动的载体
精神活动是形体的主宰
→ **形体与精神统一**

形神构成：生命体的构成及生长壮老已，是形与神变化的外在表现。

形神体用：神依附于形体而存在，为生命活动的主宰。

形神存亡：形生而神具，神去则身死，身死则神亡。

第三节 变易思维

观察分析研究问题时，注重事物的运动变化规律。

恒动变化

自然界万事万物动而不息，生命亦如此。

恒动：运动是永恒的、绝对的，静止是暂时的、相对的。

变：事物由小到大的量变过程。

化：事物新生的过程。

中医学注重从动态的观点，辨证求因，把握疾病发生、发展、转归等阶段的变化，随时调整治法及方药。

动静相召

动者为阳，静者为阴；

动中有静，静中有动；

动极而静，静极复动；

一动一静，互为其根。

健康就是人体脏腑经络生理功能、气血津液生成输布的动静相召、阴阳协调，以臻“平”“和”的生理状态。反之则为疾病状态。

第三章 藏 象

主要内容：

1.藏象学说的概念及特点

2.五脏的特点及功能

3.六腑的特点及功能

4.奇恒之腑的特点及功能

5.脏腑之间的关系

藏象学说是研究人体脏腑生理功能、疾病变化规律及相互关系的学说，是中医学理论体系的核心内容。

“视其外应，以知其内脏。”

——《灵枢·本脏》

第一节 概 述

藏象学说的基本含义

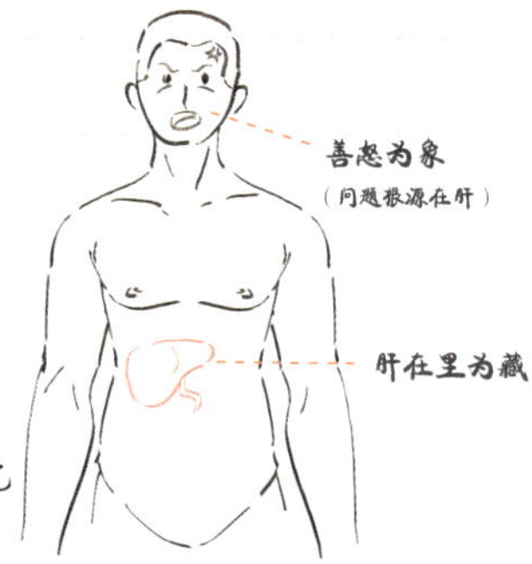

藏 藏于体内的脏腑与脏腑之气及其运动。

（以五脏为中心的五个生理功能系统）

象 表现在外的生理、病理现象。

（肝病，表现为胁下痛引少腹，善怒）

五脏生理功能系统与外界事物、现象比类所获得的比象。

（南方色赤，入通于心）

五脏≠西医之脏器

（功能系统） （实体性脏器）

藏象学说形成的基础

1. 古代解剖学知识的积累。
2. 长期生活实践的总结观察。
3. 医疗实践经验的积累。
4. 古代哲学思想的渗透。 （精气、阴阳、五行学说）

藏象学说的特点

五脏功能系统观
- 五脏、形体、官窍通过经络相互联络
- 五脏功能系统密切联系、相互促进、相互制约
- 五脏对人的思维、意识、情志活动起调节作用（形神相互依存、互相影响）

五脏阴阳时空观
- 五时、五方、五气、五化、五色、五味与五脏生理功能相联系 （天人相应）
- 五脏阴阳与五时阴阳消长相互通应

脏腑分类及生理特征

五脏

心、肺、脾、肝、肾

特点：化生和贮藏精气。

五脏者，藏精气而不泻，故满而不能实。

实心为脏

脏病多虚，五脏宜补

在经络学说中，心包亦作为脏，故又称“六脏”。

六腑

胆、胃、小肠、大肠、膀胱、三焦

特点：受盛和传化水谷。

六腑者，传化物而不藏，故实而不能满。

吃饭只吃七分饱

空心为腑

腑病多实，六腑宜泻

脏实者，泻其腑；

腑虚者，补其脏。

奇恒之腑

脑、髓、骨、脉、胆、女子胞

形态与六腑形似，功能与五脏相似。

第二节 五 脏

五脏功能：化生和贮藏精气。

心

在体合脉，其华在面，在窍为舌，在志为喜，在液为汗，与小肠相表里。

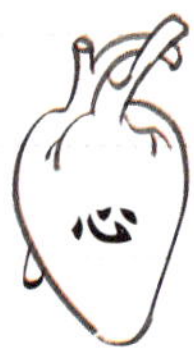

特性：阳脏而主通明，心火宜降。

功能：主血脉，主藏神。

称谓：君主之官，生之本。

生理特性

心主通明（心脉以通畅为本，心神以清明为要）

心以阳气为用（推动心脏搏动，温通全身血脉，兴奋精神）

心阳不足 → 血液运行迟缓，精神委顿，神识恍惚

心阴不足 → 血液运行加速，心神不宁，心慌，心烦，失眠

心火宜降

心气当下降以助肾阳，使上部不热，下部不寒。

心火衰虚 → 血流迟缓，腰以下寒凉 （补心阳）

心阴不足 → 不能牵制心火使其下降，致上热下寒 （滋心阴降心火）

生理功能

心主血脉 “诸血者皆属于心”

主血
- 心行血 —— 推动血液循行 → 心气/阳/阴不足，则血行不畅
- 心生血 —— 化生血液 → 水谷精微经心阳化为血液（奉心化赤）

生血由脾主导 行血由心主导

主脉 心气推动和调控心脏的搏动和脉管的舒张，维持脉道通利。

血液正常运行的条件：心气充沛、血液充足、脉道通利、心搏正常。

心主血脉与藏神功能密切相关
- 血是神志活动的物质基础之一
- 心藏神能驭使气以调控心血运行

心主神明 “心者，君主之官”

神是人体生命活动的总称。

神
- 广义 → 整个人体生命活动的外在表现（神气）
- 狭义 → 人的思维、意识、情感、性格等精神活动（神志）

系统联系

心藏神 心神失常，可波及他脏诸神产生变动。

心在志为喜
- 喜乐愉悦有益于心主血脉的功能
- 喜乐过度可使心神受伤（五志过极均能损伤心神）

神不气足 → 易于悲哀　　神气过度 → 喜笑不休

心在体合脉，其华在面

全身血脉都属于心（推动）。

面部色泽反映心血、心气盛衰及其功能强弱。

心在窍为舌

舌主味觉和语言，有赖于心主血脉和藏神的功能。

舌体、舌色、味觉、语言情况，反映心主血、主神明功能正常与否。

心在液为汗 “五脏化液，心为汗”

心气、心血为汗液生化之源（津血同源）。

心应夏

心为火脏，夏主阳气，同气相求。

肺

在体合皮，其华在毛，开窍于鼻，在液为涕，在志为忧，与大肠相表里。

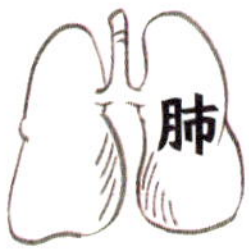

特性：肺为娇脏，肺气宣发，喜润恶燥。

功能：主气，司呼吸，主通调水道，主治节，朝百脉。

称谓：相傅之官，气之本。

生理特性

肺为华盖 肺居于高位，覆盖五脏六腑，免受外邪侵袭。

肺为娇脏

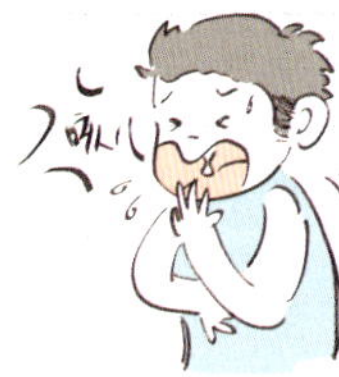

肺体清虚，不耐寒热，易受邪袭。

↓

治肺疾患以轻清、宣散为贵，不可过寒或过热。

肺气宣发

宣发与肃降运动协调，维持着肺司呼吸、主行水的功能。

肺气

- 宣发 → 向上、向外
  - 气：呼出浊气
  - 津液、水谷精微：向头面、皮肤
  - 浊液：宣发卫气，排出汗液
  - 肺失宣发 → 鼻塞、喷嚏、恶寒无汗
- 肃降 → 向下、向内
  - 气：吸进清气，布散宗气
  - 津液、水谷精微：向脏腑
  - 浊液：下输膀胱为尿液
  - 肺失肃降 → 呼吸短促、喘息、咳痰

肺喜润恶燥

肺气通于秋，秋主燥。燥易伤肺。

生理功能

主气，司呼吸

主呼吸之气：肺是气体交换的场所

主一身之气：肺主气的生成和运行

宗气的生成：肺吸入清气＋水谷之气

在胸中生成

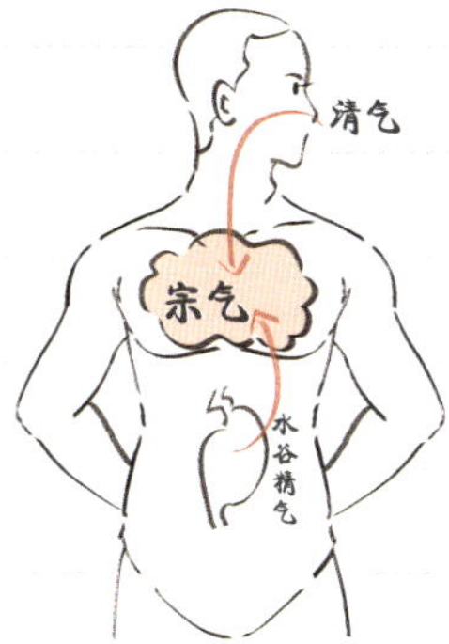

主通调水道

肺气宣发和肃降，推动和调节全身水液的输布和排泄。

肺气宣发：将脾转输至肺的津液向上向外布散，至头面诸窍、皮肤腠理，化为汗液排出体外

肺气肃降：将脾转输至肺的津液向内向下布散，输送至肾，成为尿液生成之源

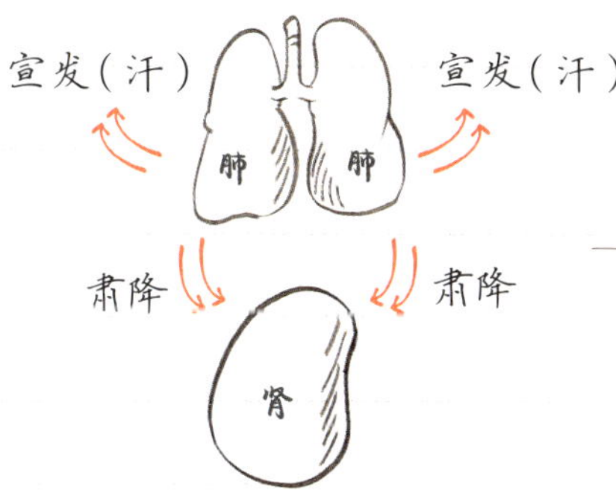

肺为水之上源

主治节，朝百脉

主治节 肺辅助心脏对全身进行治理和调节。

- 呼吸运动
- 血液运行
- 全身气机
- 津液代谢

朝百脉 全身血液通过百脉流经肺，经肺的呼吸，进行体内外清浊之气的交换，然后再通过肺气宣发肃降作用，将富含清气的血液通过百脉输送到全身。

若肺气虚弱或阻塞，不能助心行血、输布水液，可出现心慌胸闷、唇青舌紫、水肿或流涕等症状。

系统联系

肺藏魄 魄藏于气，由肺所主。

魄：与生俱来的、本能的感觉和动作。

肺在志为忧
- 悲忧由肺气化生而成
- 悲忧过度可伤肺气；肺气失调，易产生悲忧情绪
  - “悲则气消”

肺在体合皮，其华在毛

- 肺气宣发，将卫气输送于皮毛，充皮肤，防御外邪
- 肺气宣发，将水谷精微和津液输送给皮毛，濡养、滋润

- 皮毛宣散肺气，以调节呼吸
- 皮毛受邪，可内舍于肺（如寒邪客表，卫气受遏）

肺在窍为鼻，喉为肺之门户

肺之经脉与鼻相连，肺的生理功能和病理状况由鼻反映出来。

喉的通气与发音有赖于肺津的滋养与肺气的推动。

肺在液为涕

涕由津液所化，有赖于肺气的宣发。“五脏化液……肺为涕”

肺应秋

肺气清肃下降，秋季暑去凉生，同气相求。

脾

在体合肉，其华在唇，在窍为口，在液为涎，在志为思，与胃相表里。

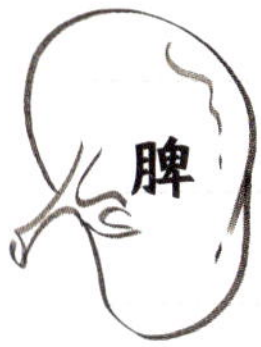

特性：脾气宜升，喜燥恶湿。

功能：主运化，主统血。

称谓：后天之本。

气血生化之源，后天之本，生痰之源，生气之源，主四肢

生理特性

脾气宜升

升清 脾气升动，将肠胃吸收的水谷精微上输于心、肺、头面，通过心肺的作用化生气血，以濡养全身。

（清：指水谷精微等营养物质。）

若脾不升清，可见头目眩晕、精神疲惫、便溏、泄泻等。

提升内脏 脾气上升，可以维持内脏位置之恒定而不下垂。

若脾气虚弱，可见胃下垂、肾下垂、子宫脱垂、脱肛等。

（脾胃二气合称中气，故中气下陷也称脾气下陷。）

喜燥恶湿

脾气升运，将水液布散全身。

条件：脾体干燥而不被痰饮水湿所困。

若湿邪困脾，则会生痰。

生理功能

脾主运化

脾将水谷化为精微,并将精微物质转输至全身各脏腑组织。

运化谷食

脾对食物进行消化吸收。包括消化水谷、吸收转输精微，并将精微转化为气血，再通过经脉输送全身，以营养五脏六腑、四肢百骸、皮毛、筋肉等各个组织器官。

脾气转输精微的途径：

- 上输心肺，化生气血，布散全身。
- 向四周布散到其他脏腑、四肢百骸。

运化水饮

脾气将水饮化为水之精微，并将其吸收、转输到全身脏腑。

脾转输津液的途径：

1. “脾气散精，上输于肺”，通过肺气宣降输布全身。
2. “以灌四傍”，向四周布散，滋养濡润脏腑、四肢百骸。
3. 将脏腑气化后多余的水液下输膀胱，成为尿液生成之源。
4. 全身津液随胃气之升降而上腾下达。

⇩

脾失健运，则腹胀、便溏、倦怠、浮肿、痰饮、泄泻等。

脾主统血（气的固摄作用的表现）

脾统摄、控制血液在脉中正常运行而不逸出脉外。

⇩

若脾不统血，会出现各种出血证，如便血、崩漏、紫癜（皮下出血）等。

系统联系

脾藏意 脾有思维、记忆、意念的功能。

意：将从外界获得的认识经过思维取舍，保留下来形成回忆、意念的神志活动。

脾在志为思
- 脾胃运化的水谷精微是思维活动的物质基础
- 思虑太过致脾胃之气结滞，不能升清，胃气不能降浊 → "思则气结"

脾在体合肉，主四肢
- 全身肌肉赖脾胃运化的水谷精微的营养滋润才能发挥功能
- 四肢同样需要水谷精微的营养滋润，才能维持正常功能

脾在窍为口，其华在唇
- 口受纳和咀嚼食物，便于胃的受纳和腐熟
- 食欲和口味反映脾的运化功能

口唇受水谷精微及其化生气血的濡养，其色泽可反映气血的盈亏、脾胃运化的强弱。

脾在液为涎

涎由脾气布散脾精上溢于口而化生。"涎出于脾而溢于胃"

涎：唾液中较清稀的部分。

脾应长夏

脾属土
长夏湿热酝酿万物，合于土生万物之象
} 同气相求

另有"脾主四时"之说：脾属土，居中央，主四时。

肝

在体合筋，其华在爪，开窍于目，在液为泪，与胆相表里。

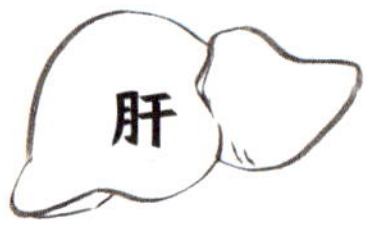

特性：肝气升发，肝为刚脏，喜条达恶抑郁。

功能：主疏泄，主藏血。

称谓：将军之官。

肝为血海，体阴而用阳　　肝喜调达，恶抑郁

生理特性

肝气升发　有赖于肝阴肝阳协调

肝气向上升动和向外发散，调畅气机 → 使正气到达身体各个部位，如分布在皮肤的卫气，将病邪挡在肌肤之外，固护肌表，免生疾病。

若肝阴不足，升动太过，会出现肝气抗逆性的病变，如眩晕、面赤、烦躁易怒等。

若肝阳不足，升发不足，会出现肝脉寒滞的病变。

肝为刚脏　肝气主升动，具有刚强躁急的特性

肝病多见因阳亢、火旺、热极、阴虚而致肝气升动太过的病理变化。如肝气上逆、肝火上炎、肝阳上亢和肝风内动等，从而出现眩晕、面赤、烦躁易怒、筋脉拘挛，甚则抽搐、角弓反张等。治疗多用镇肝补虚、泻火滋阴、以柔克刚等法。

"肝为五脏之贼"：肝气易亢易逆，肝脏有病，常可延及其他脏腑，导致五脏六腑的病变。

肝喜条达恶抑郁

肝属木，肝气以疏通、畅达为顺，不宜抑制、郁结。

情志活动会影响肝气的疏通畅达。

生理功能

肝主疏泄

肝疏通、条达全身气机。肝主疏泄的中心环节是调畅气机。

- 促进血液与津液的运行输布（液体）
- 促进脾胃运化和胆汁分泌排泄（消化）
- 调畅情志
- 促进男子排精与女子排卵行经（生殖）

肝失疏泄的病机主要有三个方面：

1. 肝气郁结，疏泄失职。多因情志抑郁，郁怒伤肝而致。

   表现：闷闷不乐，悲忧欲哭，胸胁、两乳或少腹胀痛不舒。

2. 肝气亢逆，疏泄太过。多因暴怒伤肝，或气郁固久化火，导致肝气亢逆，升发太过。

   表现：急躁易怒，失眠头痛，面红目赤，胸胁乳房走窜胀痛，或血随气逆而吐血、咯血，甚则突然昏厥。

3. 肝气虚弱，疏泄不及，升发无力。

   表现：忧郁胆怯，懈怠乏力，头晕目眩，两胁虚闷，常太息，脉弱等。

肝主藏血

贮藏血液、调节血量及防止出血

贮藏血液

肝为“血海”，体现在：

濡养肝及其形体官窍，维持其正常的功能。

- 血不荣筋，则肢体麻木、筋脉拘挛、肌肉颤动等。
- 血不养目则见目涩、目花、目珠刺痛等。
- 血不荣爪则见爪甲脆薄、干枯、易于折断等。

为经血生成之源。女子月经来潮，与肝血充足及肝气畅达相关。

- 肝血不足，常致月经量少，甚或闭经。

化生和濡养肝气，维护肝气充沛畅达，使之发挥正常疏泄功能。

- 肝血不足，可致肝气虚弱，出现疏泄不及的病证。

化生和濡养魂，维持正常的神智及睡眠。

- 肝血不足，血不养魂，可见失眠、多梦、梦魇、梦游或幻觉。

调节血量 肝脏根据身体的不同生理状态，合理地分配和调节各部位所需血流量的多少。

"肝藏血，心行之，人动则血运于诸经，人卧则血归于肝脏。"

以肝藏血为前提，只有充足的血量贮备，肝才能有效调节血量。

防止出血 肝气能收摄约束血液，防止血液逸出脉外。机理有三：

1. 肝气能收摄血液。
2. 肝气疏泄，畅达气机，维持血液运行。（故肝气亢逆也可见出血）
3. 肝主凝血。（需肝阴充足）

系统联系

肝藏魂 肝主意识、思维活动以及梦幻活动。

魂：为神之变，属神志活动范畴。

肝在志为怒
- 肝之气血失调可引起怒的情志改变 "血有余则怒"
- 治怒当平肝

肝在体合筋，其华在爪
- 筋和爪甲依赖肝血和肝气的濡养发挥功能
- 肝血肝气的盛衰强弱可通过爪甲的色泽和形态表现出来

肝在窍为目

目的视觉功能主要依赖肝血的濡养和肝气的疏泄。
目疾以治肝为主。

肝在液为泪

泪由肝精、肝血经肝气疏泄于目而化生，并濡润眼球。

肝应春

肝属木，肝气升发、疏泄，喜条达恶抑郁
春季阳气始生，生机萌发
} 同气相求

肾

在体合骨，生髓，通脑，其华在发，在窍为耳及二阴，在志为恐，在液为唾，与膀胱相表里。

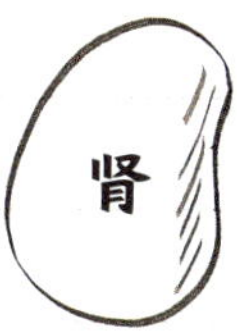

特性：肾主蛰藏，肾水宜升，肾恶燥。

功能：肾藏精，主水，主纳气。

称谓：封藏之本，水火之宅。

肾为先天之本、气之根、水下之源

生理特性

肾主蛰藏

主蛰 肾有潜藏、封藏、闭藏的生理特性。

具体体现：肾主藏精、主纳气、主生殖等功能。

↓

若肾气封藏失职，会出现滑精、喘息、遗尿，甚则小便失禁、多汗、大便滑脱不禁及女子带下、崩漏、滑胎等。

肾水宜升

肾阳鼓动肾阴，化为肾气以上升，与人体上部的心气交感互济，维持人体上下的协调。

若肾阴不足，不能上济心阴以制心火，会致心火偏亢，心烦、失眠。

肾恶燥

肾为水脏主津液，喜润恶燥。燥伤津，易使肾阴亏耗而致肾之病变。

生理功能

肾主藏精

贮存、封藏精

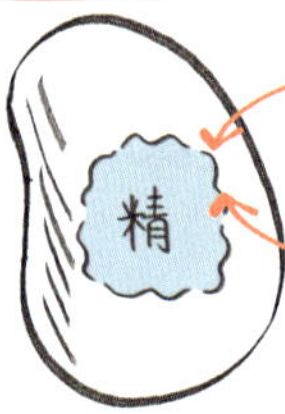

先天之精（来自父母的生殖之精）

相互资助、相互为用

后天之精（水谷精微所化）

男八女七

主生长发育、生殖 肾精、肾气促进生长发育和生殖功能成熟。

记忆口诀（男） 一来齿发长，二来天癸至，三来真牙生，四来筋骨盛，五来发始堕，六来阳气衰，七来天癸竭，八来齿发去。

为脏腑之本 肾藏先天之精，为生命之元始、呼吸之根本。

肾气（由肾精所化）
- 肾阳　具有温煦、推动、兴奋等作用
- 肾阴　具有凉润、宁静、抑制等作用

肾阴、肾阳对立统一，相反相成，平衡协调，则肾气冲和。

若肾阴不足，可见五心烦热、潮热盗汗、口干形瘦。

若肾阳不足，可见腰膝酸软、畏寒肢冷、阳痿早泄或宫寒不孕。

肾阴肾阳为"五脏阴阳之本" "久病及肾"

主生髓化血 肾藏精，精生髓，髓充骨，精髓化生血液。

血液生成：
- 脾胃运化水谷精微上输于心肺化赤为血
- 骨中精髓化生血液

主抵御外邪 肾精保卫机体，抵御外邪。

"正气存内，邪不可干。" "邪之所凑，其气必虚。"

肾藏精，以藏为主，藏中有泻，体现在：
- 肾精流溢脏腑，化生脏腑之精
- 溢泻精气，为生殖之用
- 藏精起亟，以备应急之需

肾主水

肾主持和调节全身水液代谢，表现在两个方面：
- 肾气对参与津液代谢脏腑的促进作用。
- 肾气的生尿、排尿作用。

↓

若肾阳衰虚，可致尿少水肿。

若肾阴不足，可见尿频而数。若肾气虚衰，可见尿失禁。

肾主纳气

肾气摄纳肺所吸入的清气，保持吸气的深度，防止呼吸表浅。

"肺为气之主，肾为气之根。"

↓

若肾不纳气，会出现呼吸表浅，或呼多吸少，动则气喘等。

系统联系

肾藏志 肾主意志和记忆的功能。

志：意志和记忆。藏于肾精中，受精的涵养。

肾在志为恐
- 恐多自内生，事前自知
- 恐伤肾，导致二便失禁，甚则遗精、滑精 → “恐则气下”

在体合骨，荣齿，其华在发

- 肾精生髓，充养骨骼
- 齿为骨之延续，受肾中精气充养 “齿为骨之余”
- 发的生长赖精血以养 “发为血之余”

肾在窍为耳及二阴

- 听觉灵敏与否，与肾精、肾气盛衰密切相关
- 前阴排尿与生殖功能为肾所主
- 后阴排泄与肾气、肾阴、肾阳相关

肾在液为唾

唾由肾精化生，具有润泽口腔、滋润食物及滋养肾精的作用。

唾咽而不吐能回滋肾精，多唾久唾则耗伤肾精。

肾应冬

肾属水，主封藏
冬季万物闭藏
} 同气相求

冬季若不慎保肾精，则“春必病温”，易发外感热病。

素体阳虚或久病肾阳不足者，多在冬季发病。

第三节 六 腑

六腑功能：受盛和传化水谷。

六腑生理特点：泻而不藏，实而不能满。

六腑特性：通降下行。

胆

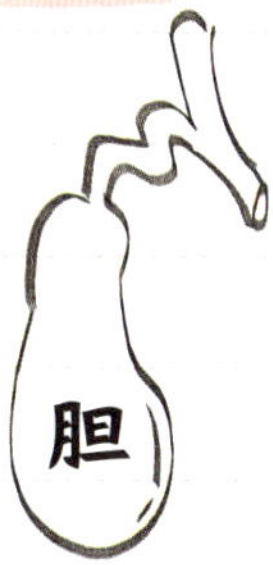

胆盛胆汁，胆汁为精纯之物，故称胆为“中精之府”。胆既是六腑之一，也是奇恒之腑之一。为六腑之首，与肝互为表里。

生理功能

由肝分泌而来

贮藏和排泄胆汁：促进饮食水谷的消化和吸收。

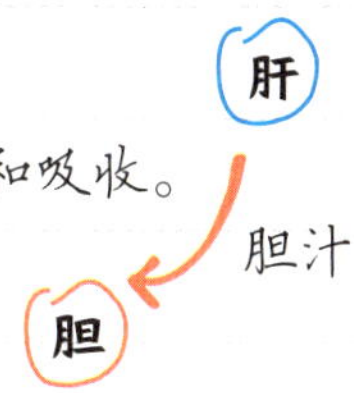

若胆汁的分泌与排泄受阻：

- 影响脾胃的消化功能，则出现厌食、腹胀、腹泻等消化不良症状。
- 肝失疏泄，胆汁外溢，则出现黄疸（目黄、身黄、小便黄）等。

主决断：胆有判断事物、作出决定的作用。（中正之官）

若肝胆气虚，则善惊易恐、胆怯。

胃

胃为“太仓”“水谷之海”，与脾互为表里。

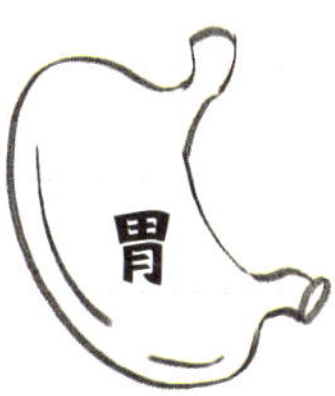

生理功能

主受纳水谷：具有接受和容纳饮食水谷的作用。

胃之强弱可由食欲和饮食多少反映出来。

主腐熟水谷：初步消化食物，并形成食糜。

需与脾气运化相配合，纳运协调，才能化水谷为精微，供养全身。

生理特性

胃主通降：胃气向下通降运动以下传水谷及糟粕。

胃气下降是胃主受纳的前提条件。

脾 胃
气机升降之枢纽

↓

胃气不降反升，则会出现恶心、呕吐、呃逆、嗳气。

还会影响到心火和肺气的下降，造成腹胀便秘，同时伴见心烦、失眠、口舌生疮、牙龈肿痛等。

胃喜润恶燥

胃中津液充足，才能维持受纳腐熟功能和通降下行的特性。

↓

受纳功能损伤，则食欲不振、厌食、胃脘胀闷等。

腐熟功能低下，则胃脘疼痛、口臭等。

→ 食滞胃脘

胃中津液易受损，慎用苦寒、燥热之剂。

即使必须用苦寒之药，也应中病即止。

喜燥恶湿：脾
喜润恶燥：胃、肺

小肠

与心互为表里。

生理功能

主受盛化物：接受由胃腑下传的食糜并对其进一步消化。

受盛　　化物

（脾气对小肠中的食糜进一步消化，化为精微和糟粕）

主受盛化物功能失调，则腹胀、腹泻、便溏等。

主泌别清浊：小肠对食糜进一步消化，并将其分为清、浊两部分。

清者为水谷精微和津液，小肠吸收后经脾输送全身。

浊者为消化后剩余的残渣，输送给大肠。

泌别清浊功能失调，则清、浊俱下于大肠，发生便溏、泄泻。故治疗泄泻用"利小便以实大便"之法。

主液：小肠吸收水谷精微的同时，吸收大量津液。吸收的津液与水谷之精由脾输送到全身，部分水液经三焦下渗膀胱，成为尿液。

大肠

大肠为传导之官，与肺互为表里。

生理功能

主津：对小肠下注的食物残渣中的多余水分再吸收。

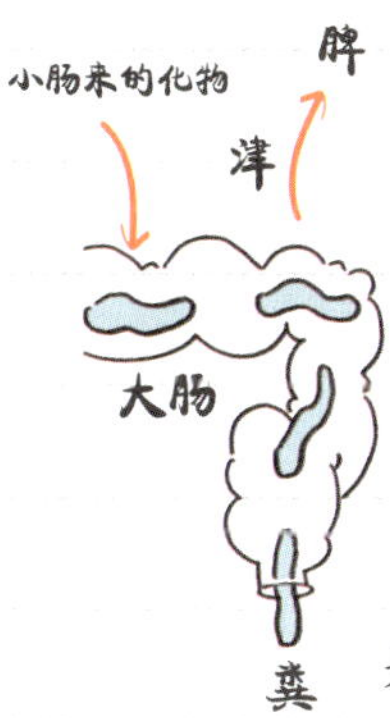

主津功能失调，可出现肠鸣、腹痛、泄泻等。

大肠实热或津亏，会导致大便秘结不通。

主传化糟粕：接纳小肠消化吸收后传下来的化物，吸收其中剩余的水分和养料，其余变成粪便。

大肠传导功能失常，会出现排便异常、便秘或泄泻等。

大肠湿热蕴结，会出现腹痛、里急后重、下痢脓血等。

大肠传导与脾肺肾相关：

大肠与肺互为表里，肺气肃降有助于糟粕的排泄。

脾气运化，有助于大肠对食物残渣中津液的吸收。

肾气的推动和固摄作用主司二便排泄。

膀胱

与肾相表里。

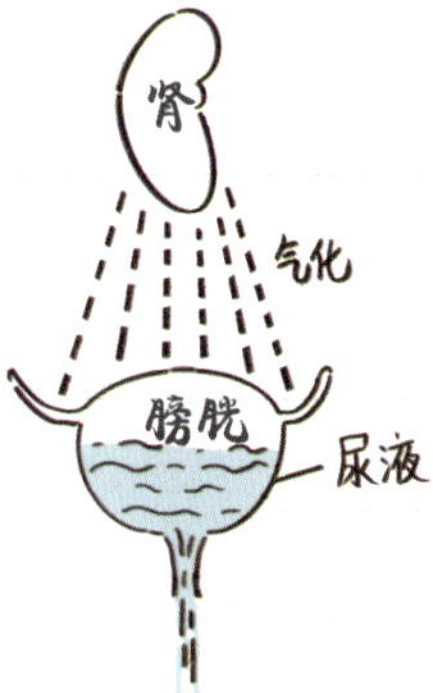

生理功能

贮存尿液：人体代谢后的水液经三焦渗入膀胱，成为尿液，贮藏于膀胱。

尿液的贮藏有赖于肾气及膀胱之气的固摄。

排泄尿液：肾气和膀胱之气固摄调节，使膀胱开合有度，及时排出尿液。

膀胱开合失权，则小便不利或癃闭，或尿频、尿急、遗尿、小便不禁。

三焦

与心包相表里。

分为六腑三焦、部位三焦、辨证三焦。

六腑三焦：疏通水道、运行津液、通行元气。

"三焦者，决渎之官，水道出焉。"

因无大脏与之匹配

孤府：三焦
孤脏：脾

因脾不主时

部位三焦：通行诸气、运行津液。

上焦：横膈以上（心肺及头面）

上焦如雾：宣发卫气，敷布水谷精微、血液、津液，如雾露灌溉。

中焦：横膈以下至脐（脾、胃、肝、胆）

中焦如沤：消化食物，如发酵酿造过程。

下焦：肾、膀胱、大小肠、女子胞、精室

下焦如渎：排泄糟粕，如沟渠之通导。

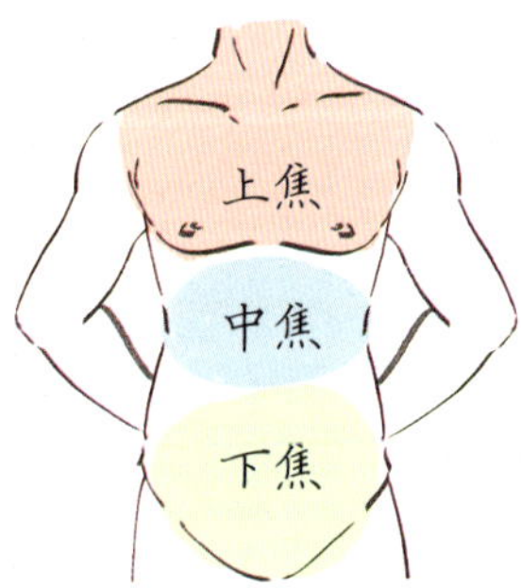

辨证三焦：温病发生发展过程中由浅及深的三个不同病变阶段。

六腑功能总结

腑	功能	别称
胆	贮藏和排泄胆汁，主决断	“中精之府”“中正之官”
胃	主受纳水谷，主腐熟水谷	“太仓”“水谷之海”
小肠	受盛化物，主泌别清浊，主液	“受盛之官”
大肠	传化糟粕，主津	“传导之官”
膀胱	汇聚水液，贮尿和排尿	“州都之官”
三焦	通行元气，运行津液	“孤府”“决渎之官”

脏腑别称

脏腑	别称	脏腑	别称	脏腑	别称
心	君主之官	脾胃	仓廪之官	肺	相傅之官
大肠	传导之官	肝	将军之官	小肠	受盛之官
胆	中正之官	三焦	决渎之官	肾	作强之官
膀胱	州都之官				

脏腑表里关系总结

里		表
脾	⟷	胃
肝	⟷	胆
心	⟷	小肠
肺	⟷	大肠
肾	⟷	膀胱
心包	⟷	三焦

第四节 奇恒之腑

奇恒：不同于平常

奇恒之腑：除了五脏六腑的各自独立的器官。如脑、髓、骨、脉、胆、女子胞。形态似腑，中空管腔，功能似脏，主藏精气。

脑

脑为脑髓汇聚而成，为“髓海”，神明所出，又称“元神之府”。

生理功能

主宰生命活动：元神藏于脑中，为生命的主宰。

主精神活动：精神、意识、思维活动的枢纽。

- 元神：主司记忆
- 识神：承担、接受和处理外界事物
- 欲神：与人的情绪、情感、欲望等心身需求有关

主感觉运动：主管人体的视、听、嗅等感觉功能，统领肢体运动。

髓

分布于骨腔内的一种膏脂样物质，由肾精所化。

生理功能

充养脑髓：先天之精与后天之精不断充益脑髓。

滋养骨骼：髓的盈盛亏虚，直接影响骨骼的生长发育和代谢。

化生血液：精充髓满则化血。

肾藏精，脾胃化生水谷精微，故肾、脾胃等脏腑与髓关系密切。

骨

生理功能

藏骨髓：骨为髓之府，髓对骨有滋养作用。

支持形体、保护内脏。

脉

即血脉、脉管。

生理功能

运行气血：脉对气血有一定的约束力，使之循着一定的方向、按着一定的轨道运行。

传递信息：气血的多寡、脏腑功能的盛衰均可通过脉搏反映出来。

→ 脉诊原理

女子胞

女性生殖器官。

生理功能

主持月经：月经是脏腑经脉气血及天癸作用于胞宫的结果。

孕育胎儿：受孕后，脏腑经络气血下注于冲任，到达胞宫以养胎。

女子胞与天癸、经脉、脏腑的关系：

与天癸的关系：天癸促进女子胞发育成熟。

与经脉的关系：与冲脉、任脉、督脉、带脉关系尤为密切。

与脏腑的关系：与心、肝、脾、肾四脏关系尤为密切。

第五节　脏腑之间的关系

脏与脏之间的关系

心与肺　血与气的关系

生理关系：心主血脉，上朝于肺；肺主宗气，贯通心脉。两者相互配合，保证气血的正常运行，维持机体各脏腑组织的新陈代谢。

心血载气并维持肺的呼吸

心主血　宗气　**肺主气**

肺气助心行血

病理关系：心与肺的病变相互影响，常表现为气血失和。

心气不足，行血乏力，心脉瘀阻

⟹ 导致肺气壅滞，气失宣降，出现咳嗽喘促、胸闷气短

肺气不足

⟹ 导致血运行乏力，出现心悸、心痛、胸闷气短

心与脾　在血液生成与运行方面相互为用、相互协同

血液生成方面：

生理关系
- 水谷精微经脾转输至心肺，贯注于心脉而化赤为血
- 心生血养脾，以维持其运化功能

心血滋养维持脾运

心主血　**脾主运化**

脾输水谷精微化赤为血

病理关系
- 脾失健运，导致血虚而心失所养
- 思虑过度，暗耗心血，损伤脾气，形成心脾两虚

眩晕、心悸、失眠多梦、腹胀食少、体倦乏力、精神萎靡

血液运行方面：

生理关系
- 血液运行有赖于心气推动、脾气统摄
- 心主行血与脾主统血相反相成、协调平衡

病理关系
- 心气不足，行血无力
- 脾气虚损，统摄无权，致心血失常 → 见气虚血瘀，或气不摄血之出血

心与肝　表现在血液运行和精神情志方面

血液运行方面：

生理关系
- 心主血脉，推动血行，则肝有所藏
- 肝藏血，调节血量，防止出血

→ 血液正常运行

病理关系　心血不足与肝血亏虚相互影响，致心肝血虚。→ 头晕目眩、心悸失眠、爪甲色淡、面色无华

精神情志方面：

生理关系
- 心藏神，主管精神活动
- 肝主疏泄，调节情志活动

→ 维持精神情志正常

病理关系　临床常见心肝火旺，肝木与心火母子相及，相互影响。→ 心烦易怒，或狂躁妄动

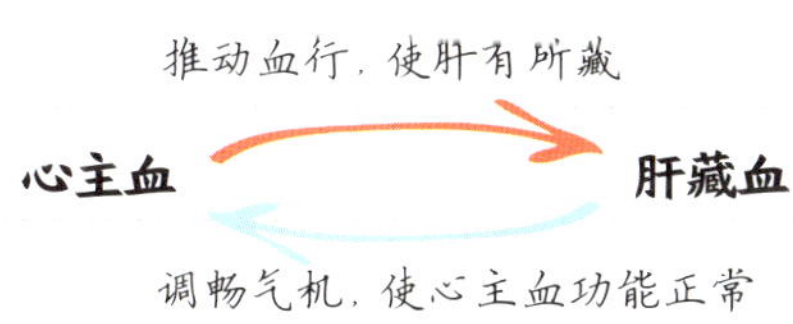

心与肾　表现在水火既济、精神互用、君相安位方面

水火既济方面：

生理关系
- 心属阳属火，心火下降于肾
- 肾属阴属水，肾水上济于心

→ 心肾相交，水火既济

病理关系 心火不能下降于肾，肾水不能上济于心，心肾生理功能就会失去协调，导致“心肾不交”“水火失济”。

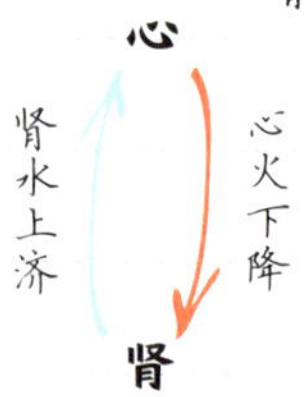

心悸、怔忡、心烦、腰膝酸软，或见男子梦遗、女子梦交等症

精神互用方面：

生理关系
- 心藏神，神能控精驭气
- 肾藏精，精能化气生神

→ 精神互用

病理关系 心肾病变相互影响，可见肾精亏虚与心神失调的精亏神逸的病机变化。

君相安位方面：

生理关系 心为君火，肾为相火，二者各安其位，则心肾上下交济。

病理关系 君相之火不足，导致心肾阳虚。

→ 心悸怔忡、腰膝酸冷、肢体浮肿、小便不利、形寒肢冷

肺与脾　表现在气的生成、津液代谢方面

气的生成方面：

生理关系
- 肺司呼吸，吸入自然界清气
- 脾主运化，吸收水谷精气

→ 聚于胸中，生成宗气

病理关系
- 肺气虚累及脾（子病犯母）
- 脾气虚影响肺（母病及子）

→ 致脾肺两虚

→ 咳嗽气短、食少倦怠、腹胀便溏

津液代谢方面：

生理关系
- 肺通调水道，输布排泄水液
- 脾运化水液，吸收输布水液

→ 水液代谢正常

“脾为生痰之源，肺为贮痰之器”

病理关系
- 脾失健运，影响肺气宣降
- 肺失宣降，水道不通，水湿困脾

→ 两脏病变相互影响致津液输布失常 → 痰饮、水肿

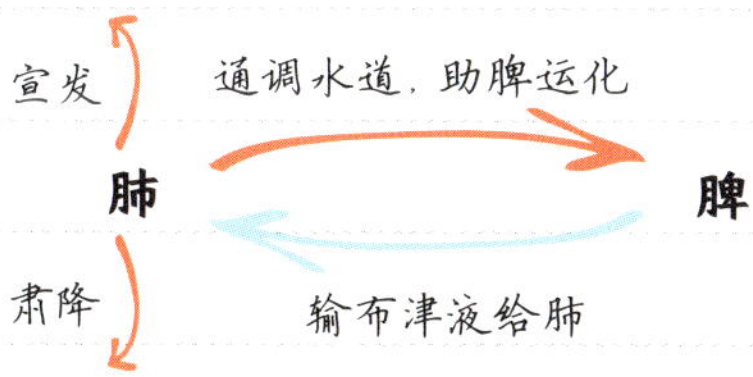

肺与肝　表现在调节人体气机升降方面

生理关系
- 肝主疏泄，肝气以升发为宜
- 肺主气，肺气以肃降为顺

→ 一升一降，气血调和

病理关系
- 肝郁化火，肝火犯肺，木火刑金 → 咳嗽胸痛、甚则咯血（肝火犯肺）
- 肺之气阴不足，失于清肃，金虚木侮 → 咳嗽气短、胸胁引痛

→ 病变相互影响

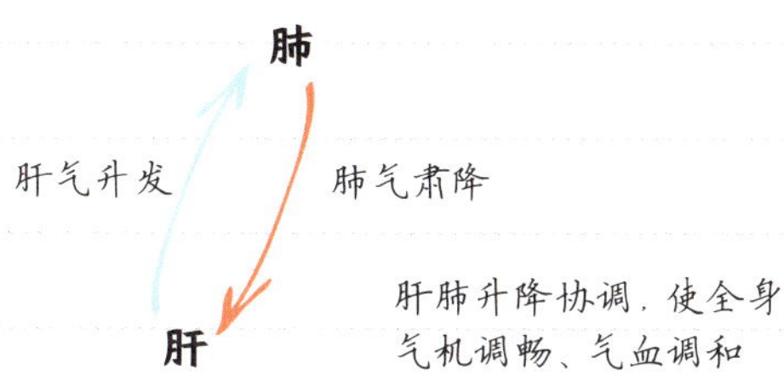

肺与肾 表现在呼吸运动、津液代谢、阴阳互资方面

呼吸运动方面：

生理关系
- 肺主气司呼吸，为气之主
- 肾藏精主纳气，为气之根

→ 维持呼吸正常

病理关系 肺气久虚、肃降失司，与肾气不足、摄纳无权，常互为影响，致使肾不纳气。

→ 气短喘促、呼吸表浅、呼多吸少

津液代谢方面：

生理关系
- 肺主行水，为水上之源
- 肾主水，为主水之脏

→ 维持水液输布排泄正常

病理关系 肺失宣降或肾的气化失常，可致使津液代谢障碍。

→ 生痰饮或水肿

阴阳互资方面：

生理关系
- 金能生水，肺阴充足，则肾阴充盈
- 水能润金，肺阴依赖肾阴滋养而充盛

→ 金水相生

病理关系
- 肾阴不足，不能上资肺阴
- 肺阴亏虚，久虚及肾

→ 肺肾阴虚

→ 干咳少痰、声音嘶哑、潮热、五心烦热、颧红盗汗、腰酸耳鸣

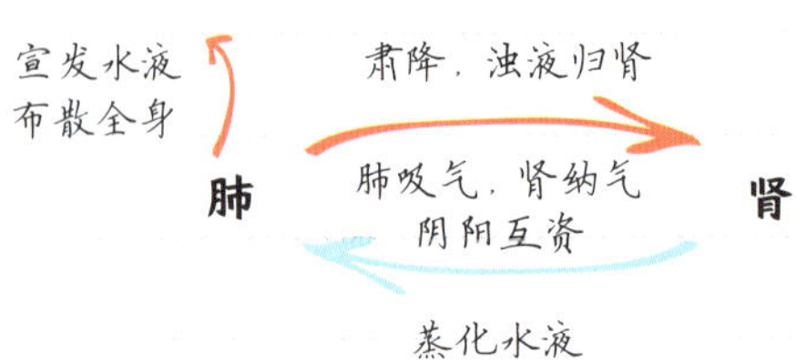

肝与脾 表现在疏泄与运化相互为用、藏血与统血协调方面

疏泄运化方面：

生理关系
- 肝调畅气机，协调脾胃升降，促进其运化
- 脾生化气血，使肝得濡养而疏泄正常

→ 相互协调

病理关系 肝失疏泄，气机郁滞，易致脾失健运，肝脾不调。→ 精神抑郁、胸闷叹息、纳呆腹胀、肠鸣泄泻

藏血统血方面：

生理关系
- 肝主藏血，调节血量
- 脾主统血，固摄血液

→ 共同维持血液正常运行

病理关系
- 脾气虚弱，血液生化无源而血虚
- 脾统摄无权而出血

→ 致肝血不足、虚性出血

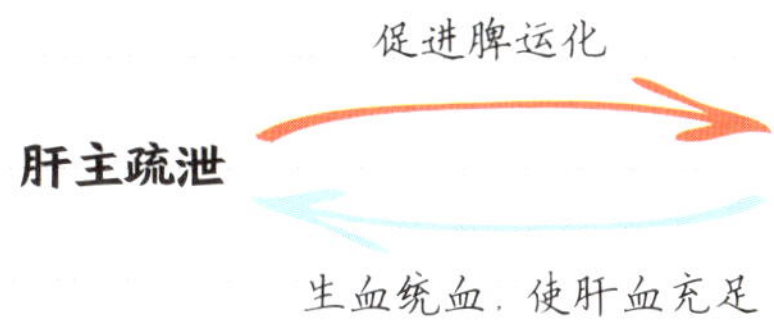

肝与肾 表现在精血同源、藏泄互用、阴阳互资互制方面

"肝肾同源" "乙癸同源"

精血同源方面：

生理关系
- 肝主藏血，肝血促肾化精
- 肾主藏精，肾精养肝化血

→ 精血同源

病理关系 肝血不足与肾精亏虚相互影响，以致出现肝肾精血两亏。→ 头昏目眩、耳聋耳鸣、腰膝酸软

藏泄互用方面：

生理关系 肝疏泄与肾封藏相反相成、相互制约、相互为用，调节女子排卵、月经来潮和男子排精功能。

病理关系 二者失调则：
- 女子月经失调、排卵障碍
- 男子阳痿、遗精、滑精或阳强不泄

阴阳互资互制方面：

生理关系
- 肾阴充盛滋养肝阴，肝阴充足能补肾阴
- 肝肾之阴充盈，可防止肝阳过亢
- 肾阳资助肝阳，防止肝脉凝滞

→ 维持肝肾阴阳平衡

肝之阴阳 → 互资互制 ← **肾之阴阳**

病理关系
- 肾阴不足可累及肝阴，肝肾阴虚，致肝阳上亢 → 可见眩晕、中风
- 肾阳虚衰可累及肝阳，致肝脉凝滞 → 可见少腹冷痛、阳痿精冷、宫寒不孕

脾与肾　表现在先天与后天相互资生、水液代谢方面

先天与后天相互资生方面：

生理关系 先天（肾）促后天（脾），后天养先天

病理关系
- 脾虚，后天之精乏源，不能充养先天，则肾精亏虚 → 生长发育迟缓、生殖功能异常
- 肾精不足，元气虚衰，脾气运化失常，则后天之本不固
- 肾阳虚，不能温助脾阳
- 脾阳虚，累及肾阳

→ 致脾肾阳虚 → 肢寒畏冷、腹部冷痛、面色苍白、下利清谷、五更泄泻

化生水谷精微，充盈肾精

脾主运化 → **肾主藏精**

肾阳温煦，助脾运化

水液代谢方面：

生理关系：
- 肾之气化促进脾气运化水液
- 脾输布津液，使肾升清降浊之功得以实现

→ 脾肾协调，维持水液代谢平衡

病理关系：
- 脾失健运，水湿内生，致肾虚水泛
- 肾虚则气化失司，水湿内蕴，影响脾运化

→ 脾肾两虚 → 尿少浮肿、腹胀便溏、畏寒肢冷

脾输布津液，使肾升清降浊之功得以实现

脾运化水液 → **肾主水**

肾之气化，促进脾气运化水液

腑与腑之间的关系

体现在对饮食的消化、吸收和排泄过程中的相互影响、密切配合。

"六腑以通为用"，"腑病以通为补"

病变上相互影响

如：胃有实热，津液被灼，可致大肠传导不利而见大便燥结。

大肠传导失常，肠燥便秘，可致胃失和降，胃气上逆，出现嗳气、呕恶。

脏与腑之间的关系

阴阳属性：五脏属阴，六腑属阳；五脏为里，六腑为表。

脏腑相合：一脏一腑，一阴一阳、一表一里，相互配合。

脏腑关系：经脉属络、生理配合、病机相关、脏腑兼治。

心与小肠

体现在化物和泌别清浊方面。

生理关系

心

心阳温煦，心血濡养，助小肠化物

清者经脾上输心肺，化赤为血，以养心脉

小肠

病理关系

心

心有实火会下移小肠

尿少，尿赤刺痛，尿血

心烦，舌赤糜烂

小肠有热会循经上炎于心

小肠

小肠虚寒，化物失职，水谷精微不生，日久可出现心血不足病证。

肺与大肠

表现在传导和呼吸方面。

生理关系

肺

肺气肃降，推动大肠传导

大肠传导，利于肺气肃降

大肠

病理关系

肺

肺气不能肃降，津液不能下达 → 大肠推动无力

大肠实热，传导不畅，腑气不通 → 肺气壅塞，胸满咳喘

大肠

脾与胃 表现在纳与运、升与降、燥与湿几个方面。

生理关系

胃：主受纳；主浊降 喜润恶燥

纳运相成 升降相因 燥湿相济

脾：主运化；主升清 喜燥恶湿

病理关系 脾胃升降失常，会导致腹胀、泄泻、食少脘满、嗳气、恶心、呕吐等。

肝与胆 表现在司疏泄、共主勇怯方面。

生理关系

肝

肝→胆：肝气疏泄，促进胆汁排泄；肝之谋虑，配合胆主决断

胆→肝：胆汁排泄，利于肝气疏泄；胆主决断，基于肝之谋虑

胆

病理关系

疏泄方面：
- 肝气郁滞，影响胆汁流利
- 胆腑湿热，影响肝气疏泄

→ 肝胆湿热或肝胆火旺

勇怯方面：肝胆气滞或胆郁痰扰，可致情志抑郁或惊恐胆怯等病证。

肾与膀胱　体现在尿液生成、贮存与排泄方面。

生理关系

肾

肾气充足，蒸化尿液，使膀胱开合有度 ↓　　↑ 膀胱开合有度，利于肾的蒸化

膀胱

病理关系

- 肾气虚弱，蒸化无力，固摄无权，膀胱开合无度，可见尿少、癃闭或尿失禁。
- 膀胱湿热，或膀胱失约，可影响肾气蒸化和固摄，出现尿液及其排泄异常。

五脏与奇恒之腑之间的关系

- 相同之处：藏精气而不泻。
- 生理关系：相互资助、相互为用。
- 病理关系：病变上相互影响。

五脏与脑

- 心藏神，脑为元神之府；心主血，血足则脑髓充盈。
- 肺主气，朝百脉，辅心行血，气血充盈，则魄生而感觉成。
- 脾生化气血，使五脏安和，九窍通利，则清阳出上窍而上达于脑。
- 肝主疏泄，气血调和则脑清神聪。
- 肾藏精，精生髓，髓充脑。

（脑病亦从五脏论治）

五脏与脉

- 心主血脉，推动血液在脉内循行。
- 脾主统血，固摄血液于脉内。
- 肺主气，朝百脉，辅助心推动和调节血液运行。
- 肝主疏泄，调畅气机，使血脉通利；肝主藏血，调节血量。
- 肾阳资助心阳，促进血脉流畅；肾阴资助心阴，滋养血脉。

五脏与骨、髓

肾藏精，精化髓，髓充骨，精足则髓满骨健，身体强壮。

五脏与女子胞

女子胞与心、肝、脾、肾关系密切。

- 心藏神，女子胞主持月经和孕育胎儿的功能受心神调节。
- 肝藏血，肝血充足，下注冲任血海，可使女子胞功能正常。
- 脾主运化，生血统血，保证经血的化生与固摄。
- 肾藏精，主生长发育与生殖。

第四章 精气血津液神

主要内容：

1.精气血津液神的概念、生成、功能及其运行

2.精气血津液神之间的关系

精、气、血、津液是构成人体生命活动的基本物质，既是脏腑、经络、形体、官窍等功能活动的产物，又是其功能活动的物质基础。

神，是人体生命活动的主宰及其外在总体表现的统称。

“人之血气精神者，所以奉生而周于性命者也。”

——《灵枢·本脏》

第一节 精

精：生命本源，构成和维持人体生命活动的最基本物质。

精的生成

先天之精（来自父母）→ 肾精 ← 后天之精（来自水谷精微）

精的贮藏与施泄

贮藏：先天之精贮藏于肾，后天之精输送给各个脏腑，剩余部分输送于肾中贮藏。肾封藏失职，可造成遗精、滑精等。

施泄：
- 精藏于全身各脏腑中，濡养脏腑，化气以推动调节各脏腑
- 精化为生殖之精而有度地排泄以繁衍生命

精的功能

繁衍生命：先天之精在后天之精资助下生成生殖之精。

生长发育：肾中精气盛衰，构成生命全过程。

濡养：滋润、濡养脏腑、形体、官窍。

化生气血：先天之精化元气，后天之精化营卫之气，脏腑之精化脏腑之气。

化神：精是神的物质基础；神促进精的生成、输泄。

抗邪：精足则正气盛，抗邪力强。

精的分类

精：
- 先天之精与后天之精：二者相辅相成
- 生殖之精：肾藏的先天之精在水谷之精的充养和天癸的促发下化成
- 脏腑之精：先天之精与后天之精融合而成，藏于各脏腑

第二节 气

气：不断运动，构成人体和维持人体生命活动的基本物质之一。

气的生成

元气（先天之气）（来自父母）

宗气（后天之气）（来自水谷精微和自然界清气）

→ 气 ←

肾为生气之根，脾胃为生气之源，肺为气之主

相关脏腑

肾为生气之根：肾藏先天之精（肾精的主体），并受后天之精充养，精可化气。

脾胃为生气之源：脾胃化生水谷精微，水谷精微及其化生的血与津液皆可化气。

肺为生气之主：肺主呼吸，保证体内之气的生成与代谢；肺将吸入的清气与脾上输的水谷之气结合而生成宗气。

气的运动与变化

气机：气的运动。

气的运动有四种：升、降、出、入

升与降、出与入必须协调平衡。

脏腑之气的运动规律

心肺位置在上，在上者宜降；肝肾位置在下，在下者宜升；

脾胃位置居中，通连上下，为气机升降转输的枢纽。

六腑传化物而不藏，以通为用，以降为顺。

肺主呼气，肾主纳气，肝主升发，肺主肃降，脾主升清，胃主降浊。

气机失调：气的运动失常。

气机失调
- 运行受阻而不通畅　称"气机不畅"
- 受阻较甚，局部阻滞不通　称"气滞"
- 上升太过或下降不及　称"气逆"
- 上升不及或下降太过　称"气陷"
- 外出太过而不能内守　称"气脱"
- 不能外达而郁结闭塞于内　称"气闭"

气化：气的运动产生各种变化。

中医气化，指的是人体之气的运动而引起的精气血津液等物质与能量的新陈代谢过程。

气化的形式：体内精气血津液各自代谢及相互转化。

气的功能

推动与调控
- 气中属阳者起**激发、兴奋、促进**作用
- 气中属阴者起**减缓、抑制、宁静**作用

- 生长发育及生殖功能
- 各脏腑经络的生理功能
- 精血津液的生成及运行输布
- 精神活动

温煦与凉润（维持相对恒定的体温）
- 温煦：气中属**阳者促进产热**，使人体温暖
- 凉润：气中属**阴者抑制产热**，使人体寒凉

防御作用　护卫肌表，防御外邪，也可以祛除侵入人体内的病邪。

"正气存内，邪不可干"：防御功能正常，邪气不易入侵。

"邪之所凑，其气必虚"：防御功能低下，邪气易入侵而发病。

正气中的阳气能抵抗寒冷等阴邪入侵，阴气能抵抗火热等阳邪。

固摄作用 对体内血、津液、精等液态物质的固护。

- 统摄血液，使其在脉中正常运行，防止逸出脉外
- 固摄汗液、尿液、唾液，胃液、肠液，防止过多排出及流失
- 固摄精液，防止其妄泄

中介作用 感应传导信息。

→ 针灸原理

气的分类

人身之气：
- 藏于肾中的为元气
- 行于脉中的为营气
- 行于脉外的为卫气
- 水谷精气与自然界清气相聚于胸中为宗气
- 分布于脏腑经络者为脏腑之气、经络之气

元气

概念： 人体最根本最重要的气，是人体生命的原动力。

生成与分布： 由肾所藏的先天之精化生，通过三焦流行于全身。

功能
- 推动和调节人体的生长发育和生殖
- 推动和调控各脏腑、经络、形体官窍的生理活动

（元气根于命门）

宗气

生成： 水谷精气和自然界清气聚集于胸中形成宗气。

布散方式： 通过上出息道、贯注心脉及沿三焦下行而布散全身。

功能
- 走息道以推动呼吸（语言、声音、呼吸强弱）
- 贯心脉以行气血（气血运行、心搏强弱）
- 下蓄丹田以资先天之气（肢体寒温、活动、感觉能力）

凡语言、声音、呼吸强弱、气血运行、肢体寒温和活动能力、视听的感觉能力、心搏的强弱及其节律，都与宗气盛衰有关。

营气

概念：饮食水谷所化生的精气，行于脉内。

生成：水谷精微中的精华部分化生。

功能：化生血液、营养全身。

营气与血关系密切，故称"营血"。

卫气

概念：行于脉外而有保卫作用的气。

生成：由水谷精微中的慓悍滑利部分化生。→"卫者，水谷之悍气也。"

功能：防御外邪、温养全身、调控腠理。

营气与卫气的异同

同　营气与卫气均由水谷精微化生，二者"同源"。

异
- 营气性质精纯，行于脉中　作用　营养和化血
- 卫气性质滑利，行于脉外　作用　防卫、温养和调控腠理

相对而言，营属阴，卫属阳。营卫相互协调，相偕运行，才能发挥防御外邪和调节脏腑生理活动的作用。

脏腑之气

概念：由脏腑之精化生，是一身之气分布到各脏腑的部分。

功能：推动和激发脏腑的生理活动。

经络之气

概念：一身之气运行于经络系统的细微物质。

功能：感应、负载和传导各种刺激、信息。

第三节 血

血：循行于脉中富有营养的红色液态物质。

→ 血液逸出脉外，称"离经之血"

血的生成

水谷之精化血：水谷之精化生的营气和津液是化生血液的主要物质。

肾精化血：肾精充足，可化为肝血以充实血液。

相关脏腑

脾胃是血液化生之源。

心肺对血液的生成起重要作用：水谷精微和津液上注于肺，与肺吸入的清气融合，化为血液。（治血虚证时注意补心肺）

肾藏精，精生髓，髓充于骨，可化为血。（精血同源）

血的运行及影响因素

- 心阳推动和温煦，肺气宣发与肃降，肝气疏泄，是推动和促进血液运行的重要因素
- 心阴宁静与凉润，脾气统摄，肝气藏血，是控制和固摄血液的重要因素
- 气的固摄作用，使血行于脉中
- 脉道完好无损，血行通畅无阻
- 血液清浊及黏稠状态

血的功能

- 濡养（滋养全身）
  - 肝受血而能视 足受血而能步
  - 掌受血而能握 指受血而能摄
- 化神：血是精神活动最重要的物质基础 （形成精神活动）

第四节 津 液

津液的概念

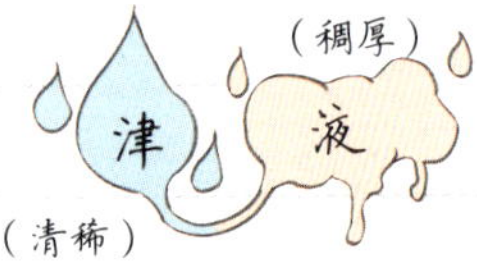

津液：机体一切正常的水液（包括分泌物）。

津与液的区别

津液：
- 津（清稀）的作用：滋润（散于体表、肌肉和孔窍，渗入血脉）
- 液（稠厚）的作用：濡养（灌注于骨节、脏腑、脑、髓）

津液的生成、输布和排泄

津液的生成　（津液源于饮食水谷）

相关脏腑：脾胃、小肠、大肠。

脾胃：脾主运化，胃受纳腐熟　**小肠**：主液　**大肠**：主津

津液的输布　（主要依靠脾、肺、肾、肝和三焦）

脾：脾气转输布散津液　**肺**：肺气宣降以行水

肝：肝气疏泄促水行　**肾**：肾气蒸腾气化水液

三焦：决渎水道

津液的排泄

排泄：主要通过尿液（通过肾气蒸腾）、汗液（通过肺气宣发）排泄。

粪便排泄和肺呼吸也会带走一些残余水分。

津液的功能

滋润濡养：
- 津输注于孔窍，滋润鼻、目、口、耳等
- 液渗入骨、脊、脑，充养骨髓、脊髓、脑髓

调节血液：
- 血液浓度高时，津液能调节血液浓度，**补充血量**
- 机体津液亏少时，血中的津液渗出脉外**补充津液**

第五节 神

神的概念

神
- 广义：人体生命活动的主宰及其外在总体表现（神气）
- 狭义：意识、思维、神志等精神活动

存在形式：神依附于形体而存在。形存则神存，形亡则神亡。

神的生成

精、气、血、津液是神产生的物质基础。

五脏藏精，精气化血，精气血化生和涵养神

精、气、津液、血 → 神

中医诊病时，可通过观察病人的神来了解脏腑精气血充实与否。

神的功能

主宰生命活动：神是机体生命存在的根本标志，形神一体。

主宰精神活动：心统率魂、魄、意、志，是精神活动的主宰。

神功能异常可见：神疲健忘，思维迟钝，反应呆滞，失眠多梦，情志异常，甚则神昏、痴呆、癫狂。

调节精气血津液：神以精气血津液为物质基础；
神反作用于这些物质，使其保持正常代谢。

调节脏腑功能：神是脏腑功能的反映；
神可调控脏腑之气的运行，使之升降出入有序。

"得神者昌，失神者亡。"

神的分类

神分属五脏。

五神：神、魂、魄、意、志。

（对人体感觉、意识等精神活动的概括）

“心藏脉，脉舍神” “肝藏血，血舍魂”

“肺藏气，气舍魄” “脾藏营，营舍意”

“肾藏精，精舍志”

“心为五脏六腑之大主，而总统魂魄，兼赅意志。”

五志以五脏精、气、血、津液为物质基础，从而发挥正常功能。

情志：喜、怒、忧、思、恐。（合称五志）

心在志为喜　肺在志为忧

肝在志为怒　脾在志为思　肾在志为恐

五志分属五脏，受心神统摄调节。

思维：意、志、思、虑、智。（对客观事物的整个认识过程）

第六节 精气血津液神之间的关系

精气血津液神之间相互依存、相互制约。

精、气、血、津液为“形”
意识、思维、情志等精神活动为“神” } 形与神相互依附而不可分割

形失则神无以附，无神则形无以活，形神统一是生命存在的根本保证。

气与血的关系

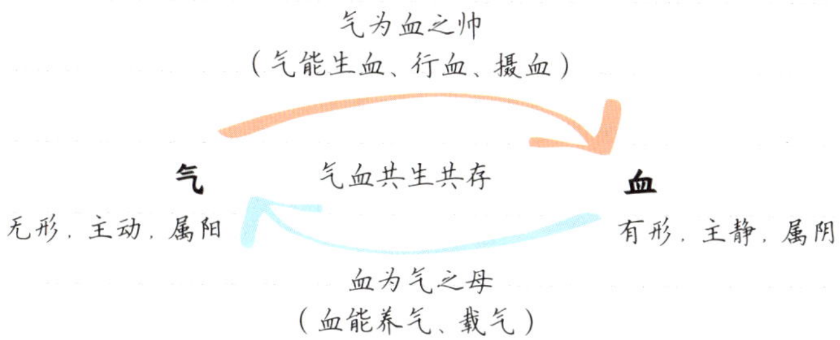

气能生血，因此治疗血虚，常配伍补气药。
气能行血，因此治疗血瘀，常配伍补气药、行气药。
气能摄血，因此治疗出血，必须用健脾补气之法。 } 气为血之帅

血能养气，因此血虚则气虚。
血能载气，因此失血者气涣散，称“气随血脱”。 } 血为气之母

气与津液的关系

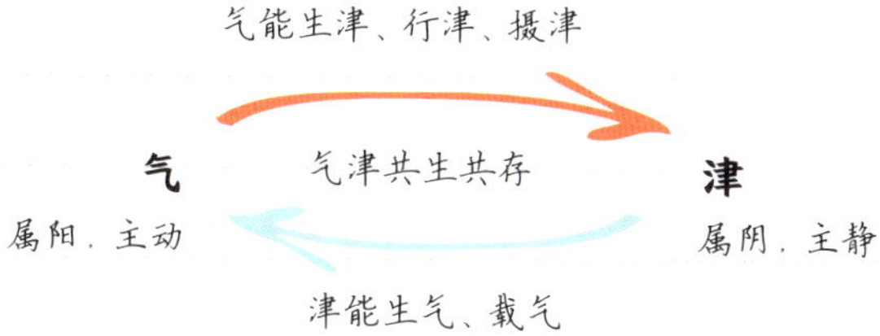

气能生津：脾胃等脏腑之气充盛，则化生津液的力量增强。

气能行津：津液的输布、排泄等代谢离不开气的推动和调控。

气能摄津：气控制津液及其代谢物的排泄，防止津液无故流失。

津能生气：津液受到各脏腑阳气的蒸腾温化，化生为气。

津能载气：在血脉之外，气的运行依赖津液。故大汗、大吐、大泻时津液大量丢失，气亦随之大量外脱，称"气随津脱"。

精血津液之间的关系

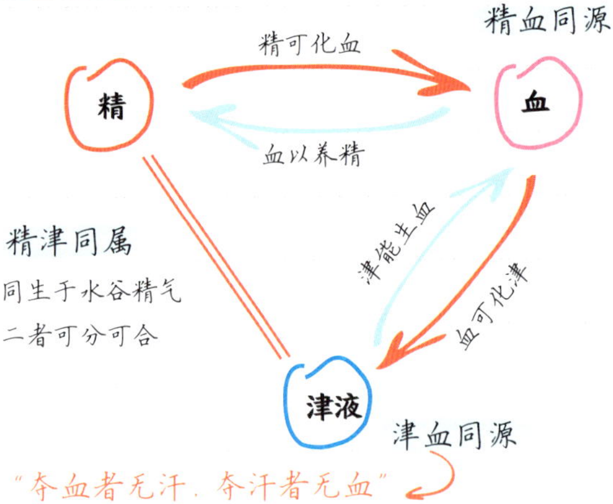

精气神之间的关系

精是生命产生的本原，气是生命维系的动力，神是生命活动的体现及主宰。精、气、神三者为人身之"三宝"，可分而不可离，相互资生助长。

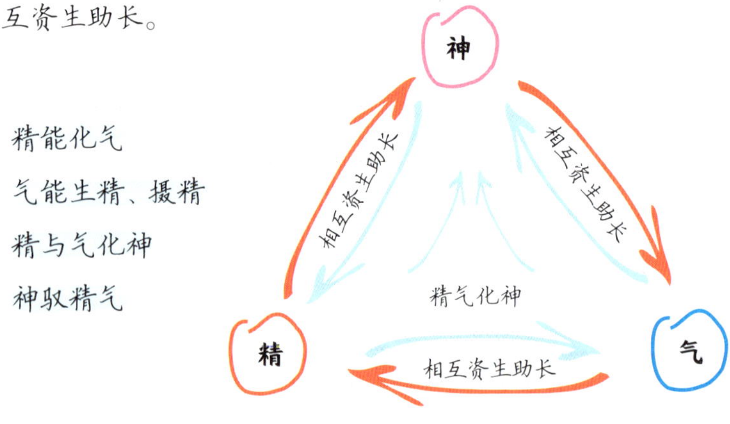

第五章 经 络

主要内容：

1.经络学说及经络系统的组成

2.十二经脉

3.奇经八脉

4.经别、经筋、皮部、别络

经络学说，是阐述人体经络概念、经络系统组成、循行分布、生理功能、病机变化及其与脏腑、形体官窍、气血相互关系的基础理论。

“夫十二经脉者，人之所以生，病之所以成，人之所以治，病之所以起。学之所始，工之所止也。粗之所易，上之所难也。”

——《灵枢·经别》

第一节 概 述

经络的基本概念

经络是运行全身气血、联络脏腑形体官窍、沟通上下内外、感应传导信息的通路系统。

经络学说的形成

概念的产生

观物取象：一是直接观察法；二是将人体与自然界事物相比类。

体系的建立

《黄帝内经》是经络形成的标志。

《难经》首创“奇经八脉”一词，丰富了经络学说的内容。

经络系统的组成

经络由经脉、络脉及其连属部分组成。

经脉
- 十二正经：规则循行的十二条经脉，内属脏腑，外络肢节
- 奇经八脉：十二经脉以外的八条重要经脉
- 十二经别：十二经脉别行分出的十二条重要支脉

经脉是经络系统的主干，纵行，部位浅，有一定的起止。

络脉
- 别络：较大和主要的络脉
- 孙络：最细小的络脉的分支
- 浮络：循行于人体浅表且常浮现的络脉

络脉是经脉的分支，纵横交错，部位深，补正经之不足。

连属部分
- 经筋：十二经脉之气濡养和支持筋肉骨节的体系（作用：约束骨骼，屈伸关节）
- 皮部：十二经脉及其所属络脉在体表的分区，布散经气（保卫机体，抗御外邪，反映十二经脉的病证）

第二节 十二经脉

十二经脉的名称

上肢为手经，下肢为足经。

肢体内侧为阴经，外侧为阳经。

与脏相表里的为阳经，与腑相表里的为阴经。

十二经脉的走向

手三阴经 从胸走手	手太阴肺经 手少阴心经 手厥阴心包经	手三阳经 从手走头	手阳明大肠经 手太阳小肠经 手少阳三焦经
足三阴经 从足走腹	足太阴脾经 足少阴肾经 足厥阴肝经	足三阳经 从头走足	足阳明胃经 足太阳膀胱经 足少阳胆经

命名规律：手足＋阴阳＋脏腑

十二经脉交接规律

相为表里的阴经与阳经在四肢末端交接。（手足为阴阳转换处）

同名手足阳经在头面交接。（头为诸阳之会）

手足阴经在胸部交接。

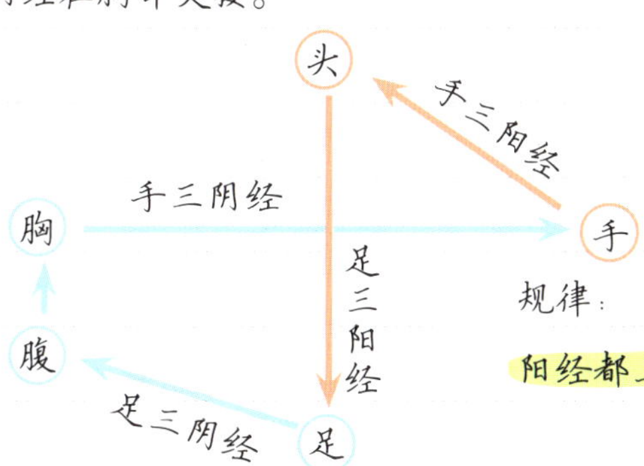

规律：

阳经都上头，阴经交于胸。

十二经脉分布规律

四肢部

阴经	阳经	阴为内、阳为外	
手太阴肺经	手阳明大肠经	上肢	前缘
手厥阴心包经	手少阳三焦经		中线
手少阴心经	手太阳小肠经		后缘
足太阴脾经	足阳明胃经	下肢	前缘
足厥阴肝经	足少阳胆经		中线
足少阴肾经	足太阳膀胱经		后缘

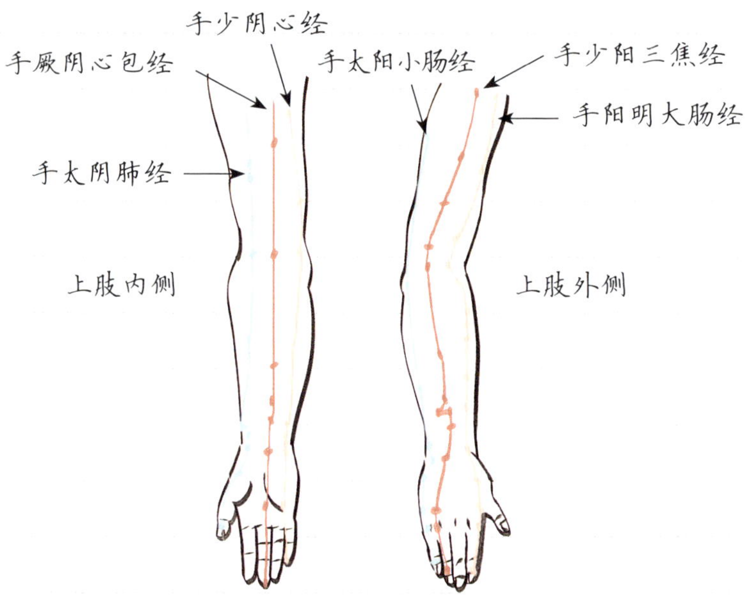

上肢内侧：

手太阴肺经在前
手厥阴心包经在中
手少阴心经在后
——阴经

上肢外侧：

手阳明大肠经在前
手少阳三焦经在中
手太阳小肠经在后
——阳经

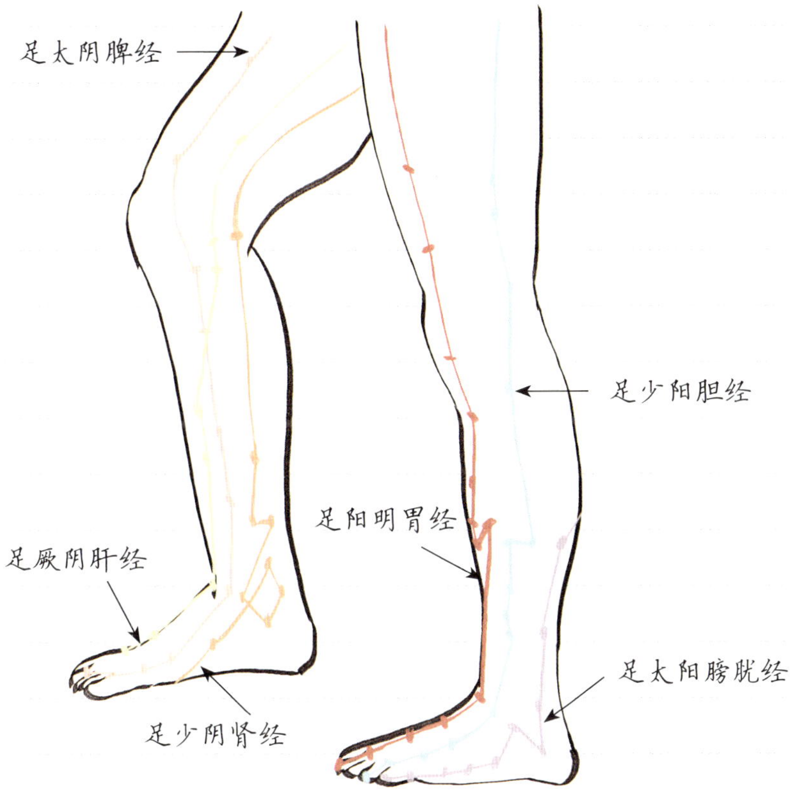

下肢内侧：

内踝尖上八寸以上：

足太阴脾经在前

足厥阴肝经在中

足少阴肾经在后（不变）

内踝尖上八寸以下：

足厥阴肝经在前

足太阴脾经在中

足少阴肾经在后（不变）

下肢外侧：

足阳明胃经在前

足少阳胆经在中

足太阳膀胱经在后

阳经

头部

阳明经：面、额。

少阳经：头侧。

太阳经：头顶、头后、面颊。

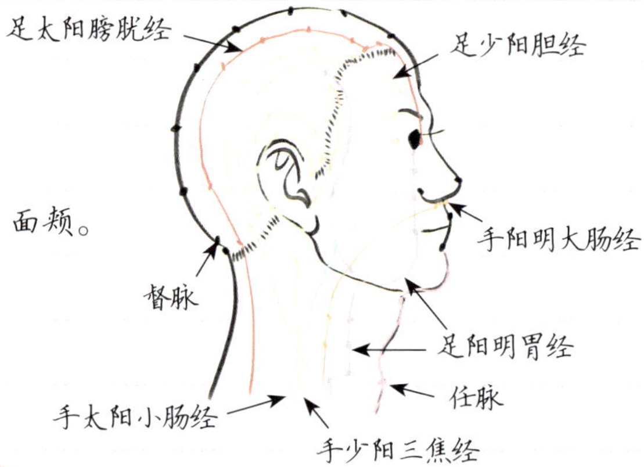

十二经脉流注次序

从手太阴肺经开始，依次流至足厥阴肝经，再流至手太阴肺经，构成循环。

里	交接部位	表
手太阴肺经 →	食指端	手阳明大肠经
	鼻翼旁 ↓	
足太阴脾经	← 足大趾端	足阳明胃经
↓ 心中		
手少阴心经 →	小指端	手太阳小肠经
	目内眦 ↓	
足少阴肾经	← 足小趾端	足太阳膀胱经
↓ 胸中		
手厥阴心包经 →	无名指端	手少阳三焦经
	目外眦 ↓	
足厥阴肝经	← 足大趾	足少阳胆经

足厥阴肝经 → 肺中 → 手太阴肺经

表里关系口诀：肺大胃脾心小肠，膀肾包焦胆肝藏

两个一组，为相表里

十二经脉循行部位

手太阴肺经

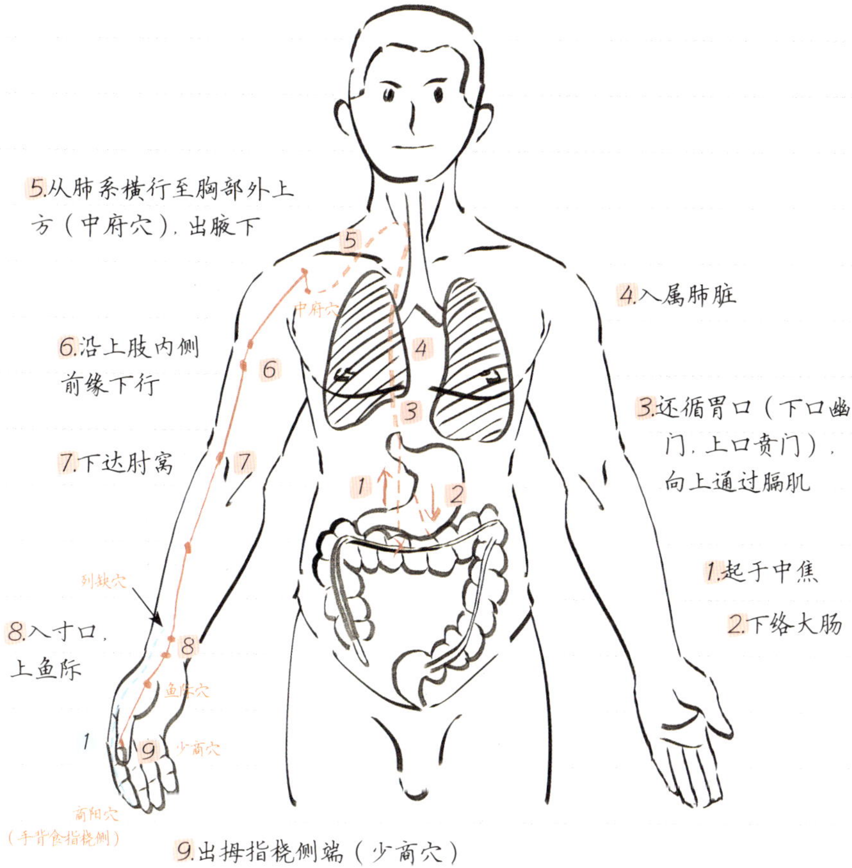

分支

1.从手腕后方（列缺穴）分出，沿掌背侧前行，至食指桡侧端，交于手阳明大肠经（商阳穴）

手阳明大肠经

分支1

1.从缺盆（锁骨上窝）上行，经颈部至面颊，入下齿中，回出挟口两旁，左右交叉于人中，至对侧鼻翼旁（迎香穴），交于足阳明胃经。

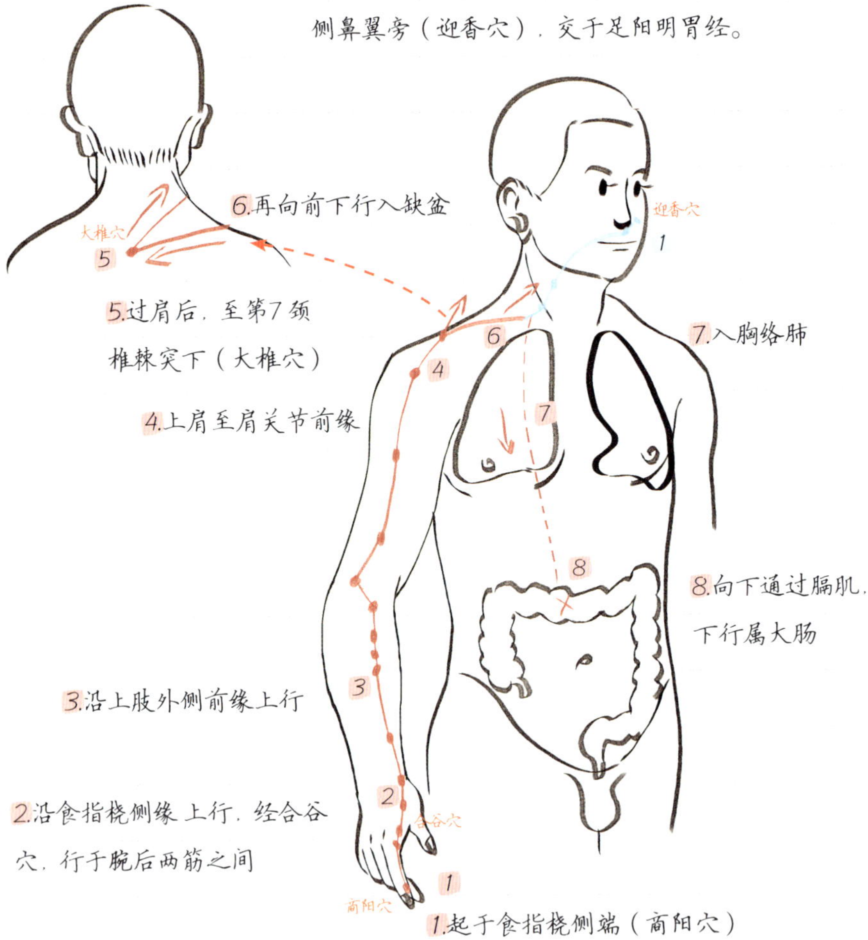

足阳明胃经

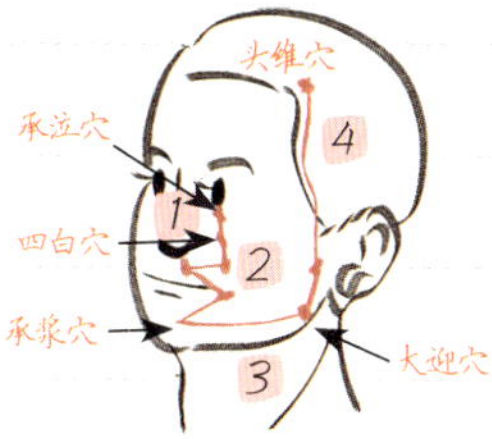

1.起于鼻翼旁（迎香穴），挟鼻上行，左右交会于鼻根部，旁行入目内眦（睛明穴），与足太阳膀胱经相交

2.折向下沿鼻柱外侧下行（承泣穴、四白穴），入上齿中，还出，挟口两旁，环绕口唇，在颏唇沟承浆穴外左右相交

3.再向后沿下颌骨后下缘到大迎穴

4.沿下颌角上行过耳前，经上关穴，沿发际（头维穴），到额颅中部

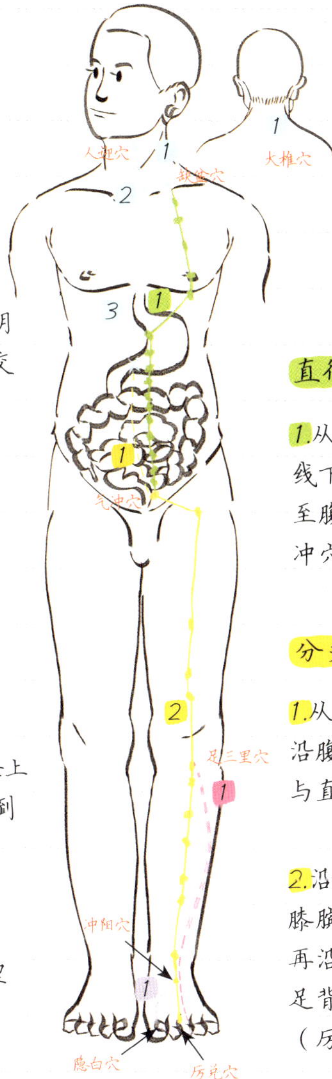

分支1

1.从大迎穴下行到喉结旁人迎穴，沿喉咙向下后行至大椎，折向前行

2.入缺盆，深入体腔

3.下行穿过膈肌，属胃，络脾

直行者

1.从缺盆出体表，沿乳中线下行，挟脐两旁，下行至腹股沟处的气街（气冲穴）

分支2

1.从胃下口幽门处分出，沿腹腔内下行至气冲穴，与直行之脉会合

2.沿大腿外侧前缘下行至膝膑，经髌骨外侧向下，再沿胫骨外侧前缘行至足背，入足第二趾外侧端（厉兑穴）

分支3

1.从膝下3寸（足三里穴）分出，下行入中趾外侧端

分支4

1.从足背（冲阳穴）分出，前行入足大趾内侧端，交于足太阴脾经（隐白穴）

足太阴脾经

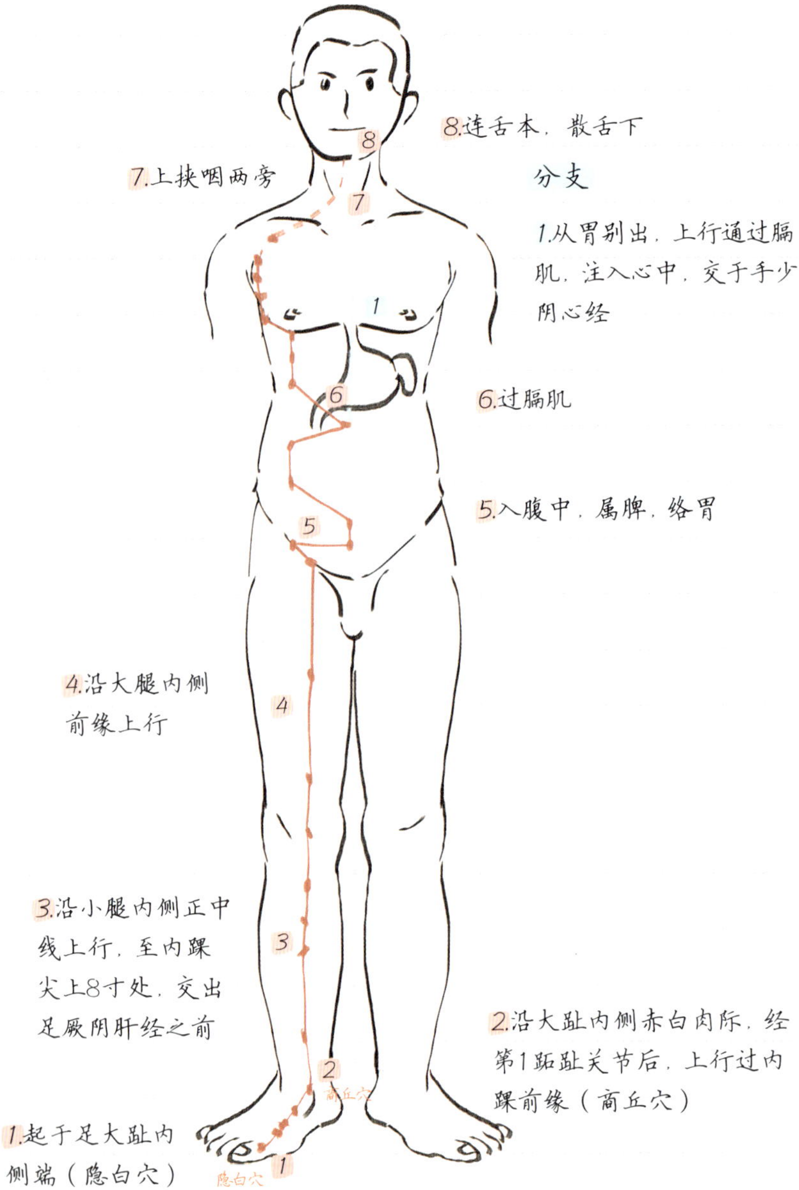
8.连舌本，散舌下
7.上挟咽两旁
分支
1.从胃别出，上行通过膈肌，注入心中，交于手少阴心经
6.过膈肌
5.入腹中，属脾，络胃
4.沿大腿内侧前缘上行
3.沿小腿内侧正中线上行，至内踝尖上8寸处，交出足厥阴肝经之前
2.沿大趾内侧赤白肉际，经第1跖趾关节后，上行过内踝前缘（商丘穴）
商丘穴
1.起于足大趾内侧端（隐白穴）
隐白穴

手少阴心经

分支

1.从心系分出，挟食道上行，连于目系

1.起于心中，走出后属心系

2.下穿膈肌，络小肠

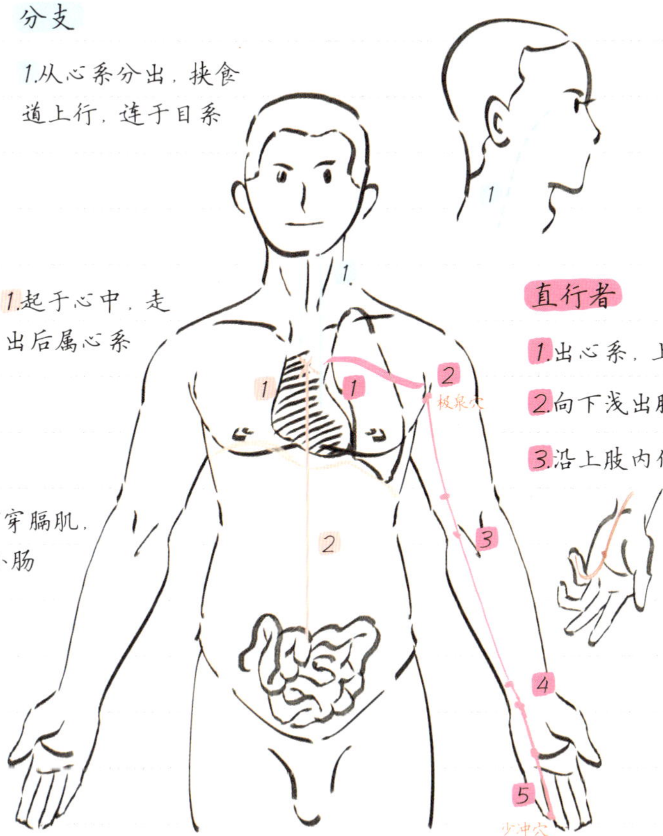

直行者

1.出心系，上行经肺

2.向下浅出腋下（极泉穴）

3.沿上肢内侧后缘，过肘中

4.经掌后锐骨端入掌内

5.沿小鱼际内侧直至小指桡侧端（少冲穴），交于手太阳小肠经

手太阳小肠经

分支1

1.出缺盆向上，沿颈侧经下颌角上行到面颊，至目外眦，折行入耳中（听宫穴）

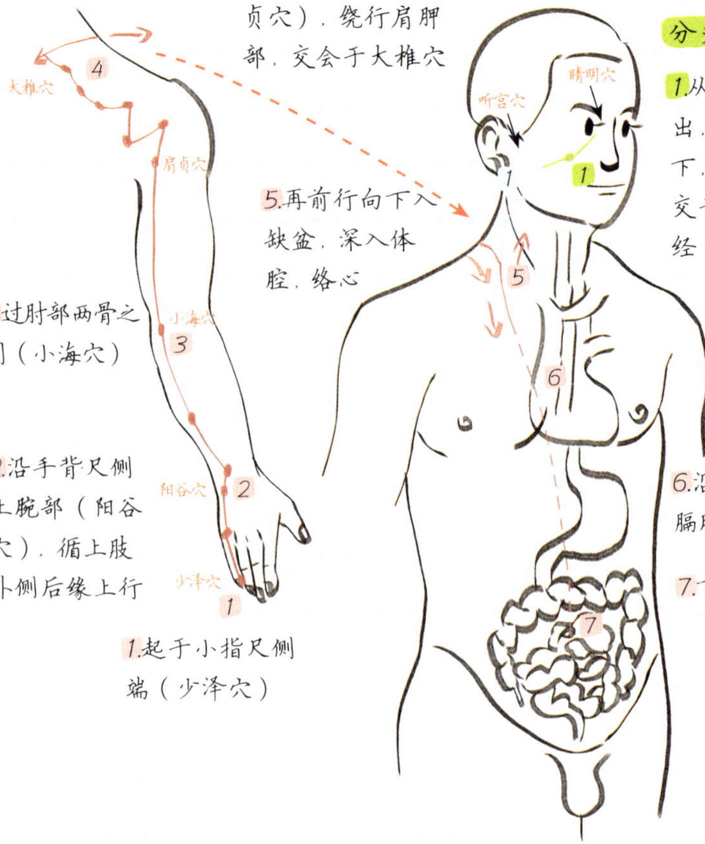

1.起于小指尺侧端（少泽穴）

2.沿手背尺侧上腕部（阳谷穴），循上肢外侧后缘上行

3.过肘部两骨之间（小海穴）

4.到肩关节后面（肩贞穴），绕行肩胛部，交会于大椎穴

5.再前行向下入缺盆，深入体腔，络心

6.沿食道下行过膈肌，到胃部

7.下行，属小肠

分支2

1.从面颊部分出，上行于目眶下，至目内眦，交于足太阳膀胱经（睛明穴）

足太阳膀胱经

分支1

1.从头顶部分出，到耳上角处的头侧部

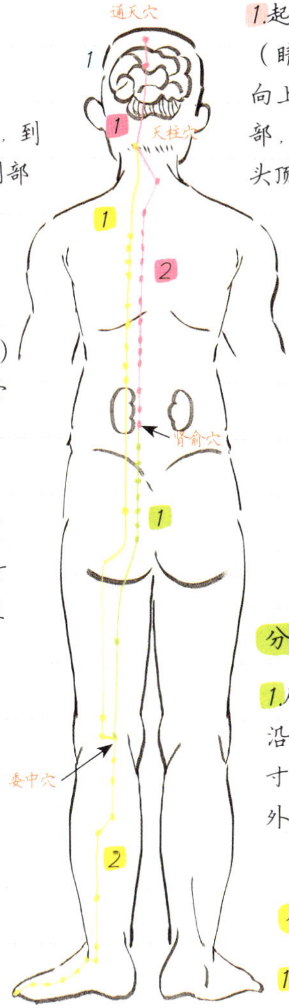

1.起于目内眦（睛明穴），向上到达额部，左右交于头顶（百会穴）

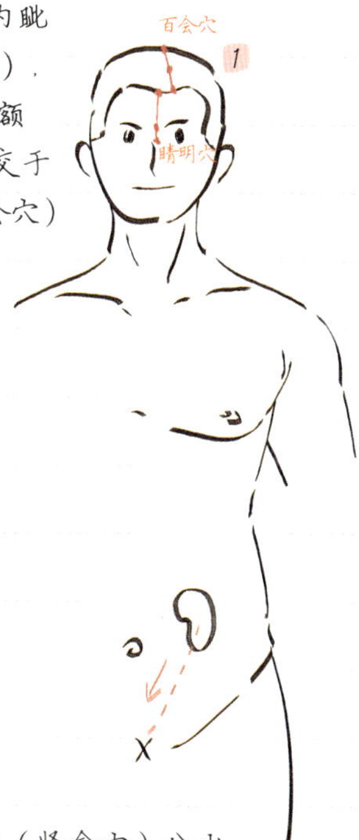

直行者

1.从头顶部（百会穴）分出，向后行至枕骨处，进入颅腔，络脑

2.再浅出后下行到项部（天柱穴），下行交会于大椎穴，分左右沿脊柱两旁下行，到达腰部（肾俞穴），深入体腔，络肾，属膀胱

分支2

1.从腰部（肾俞穴）分出，沿脊柱两旁、距正中线1.5寸下行，穿过臀部，从大腿外侧后缘下行（委中穴）

2.下行穿过腓肠肌，出足外踝后，沿足背外侧缘至小趾外侧端（至阴穴），交于足少阴肾经

分支3

1.从项部天柱穴分出下行，至肩胛内侧附分穴，沿脊柱两侧、距后正中线3寸直线下行，至环跳穴处，经大腿后侧至腘窝中，与前一支脉会合

足少阴肾经

直行者

1.从肾上行，过肝和膈肌，入肺，沿喉咙，挟舌根两旁

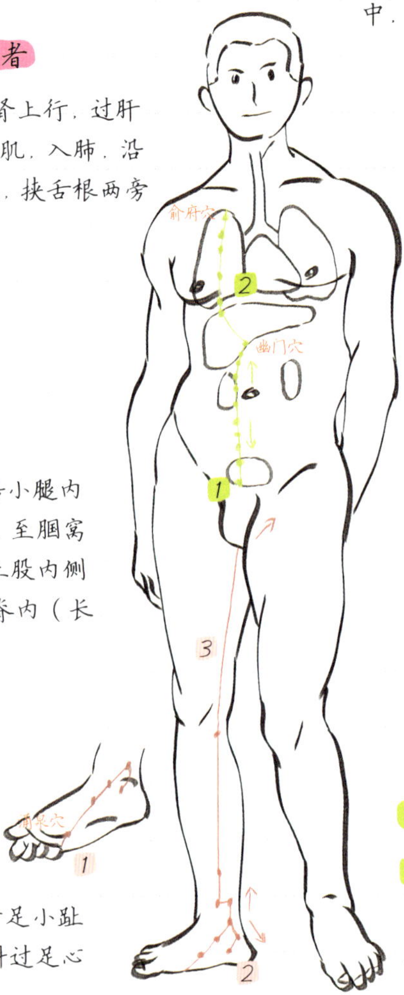

3.向上沿小腿内侧后缘，至腘窝内侧，上股内侧后缘入脊内（长强穴）

1.起于足小趾下，斜过足心

2.出行于舟骨粗隆之下，沿内踝后，进入足跟部

分支1

1.从肺中分出，络心，注胸中，交于手厥阴心包经

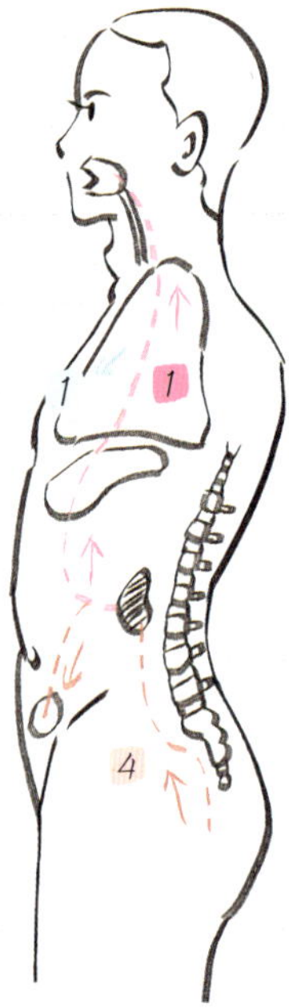

4.穿过脊柱至腰部，属肾，络膀胱

分支2

1.从股内侧后缘大腿根部分出，向前从耻骨联合上缘出体腔，沿腹中线两侧0.5寸处直线上行，至平脐6寸处（幽门穴）

2.斜上胸至第5肋间，距胸正中线2寸上行至锁骨下缘俞府穴

手厥阴心包经

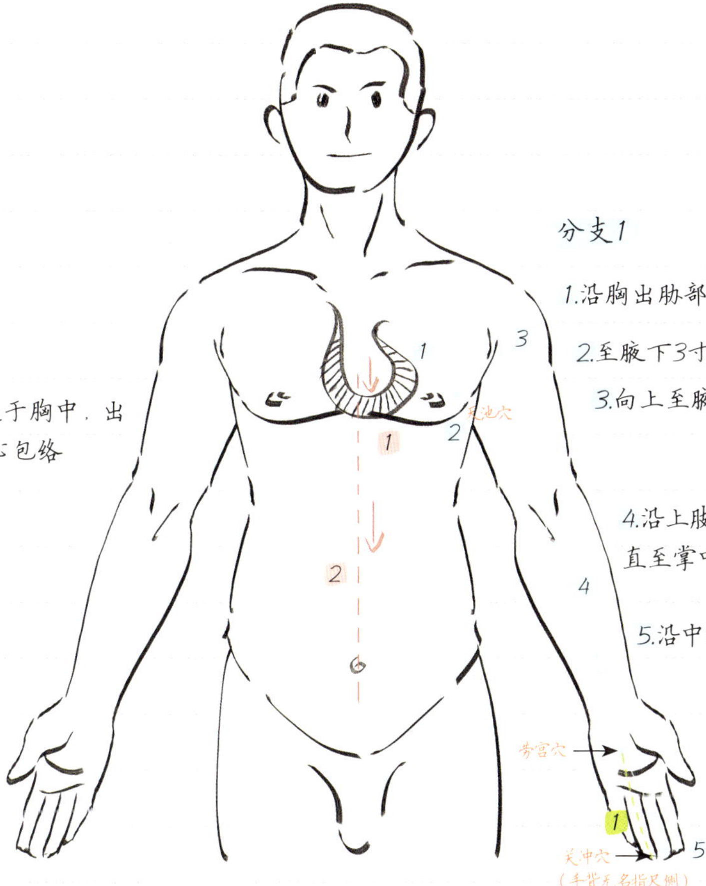

1.起于胸中，出属心包络

2.向下穿过膈肌，依次络于上、中、下三焦

分支1

1.沿胸出胁部

2.至腋下3寸天池穴

3.向上至腋窝下

4.沿上肢内侧中线直至掌中劳宫穴

5.沿中指出其末端

分支2

1.从掌中分出，沿无名指出尺侧端，交于手少阳三焦经（关冲穴）

手少阳三焦经

分支1

1.从膻中分出，上行出缺盆，至肩部，左右交会于大椎穴，分开上行到项部，沿耳后（翳风穴），直上出耳上角，然后屈曲向下经面颊部至目眶下

分支2

1.从耳后分出，进入耳中，出耳前，经上关穴前，在面颊部与前一支相交，至目外眦，交于足少阳胆经（瞳子髎穴）

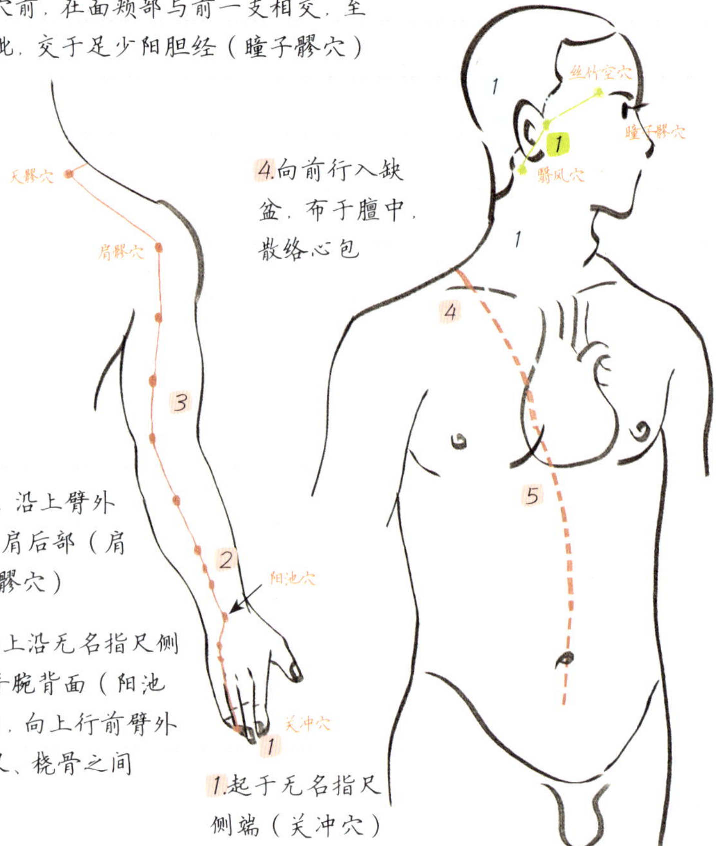

4.向前行入缺盆，布于膻中，散络心包

3.过肘尖，沿上臂外侧向上至肩后部（肩髎穴、天髎穴）

2.向上沿无名指尺侧至手腕背面（阳池穴），向上行前臂外侧尺、桡骨之间

1.起于无名指尺侧端（关冲穴）

5.穿过膈肌，依次属上、中、下三焦

足少阳胆经

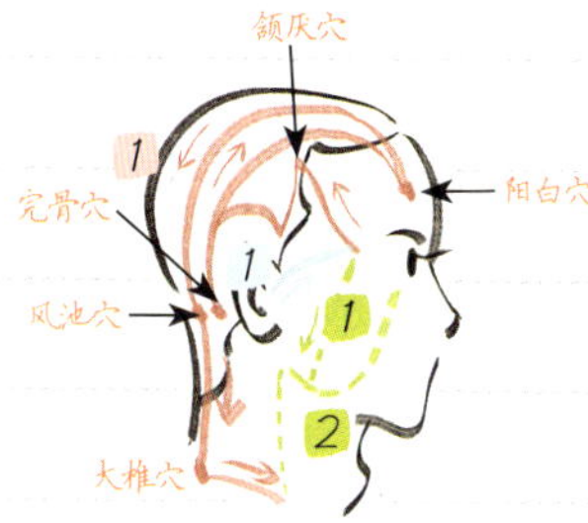

1.起于目外眦，上至额角（颔厌穴），下到耳后（完骨穴），折向上经额部至眉上阳白穴，又向后折行至风池穴

2.沿项侧面下行至肩上（肩井穴），左右交会于大椎穴，分开前行入缺盆

分支1

1.从耳后完骨穴分出，经翳风穴进入耳中，出走于耳前，过听宫穴至目外眦后方

分支2

1.从目外眦分出，下行至下颌部的大迎穴处，同手少阳经分布于面颊部的支脉相合

2.复上行至目眶下，再向下经过下颌角部。下行至颈部，经颈前人迎穴旁，与前脉会合于缺盆

3.下行入胸腔，过膈肌，络肝，属胆，沿胁里浅出气街，绕毛际，横向至髋关节（环跳穴）处

直行者

1.从缺盆下行至腋，沿侧胸，过季肋（日月穴），下行至髋关节（环跳穴）处与前脉会合

2.再向下沿大腿外侧、膝关节外缘，行于腓骨前面，直至腓骨下端（悬钟穴），浅出外踝之前（丘墟穴），沿足背下行，出于足第四趾外侧端（足窍阴穴）

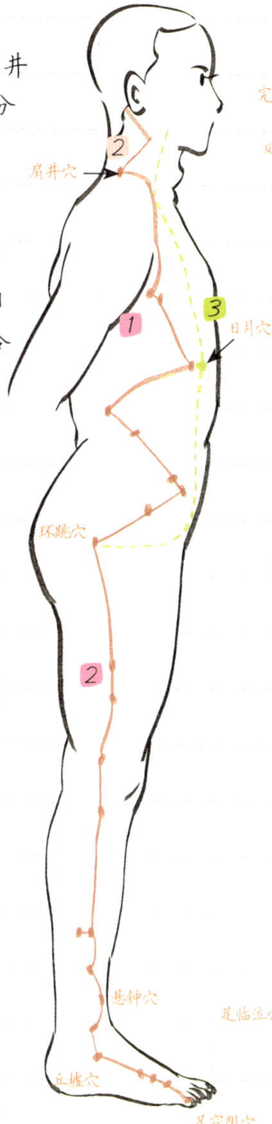

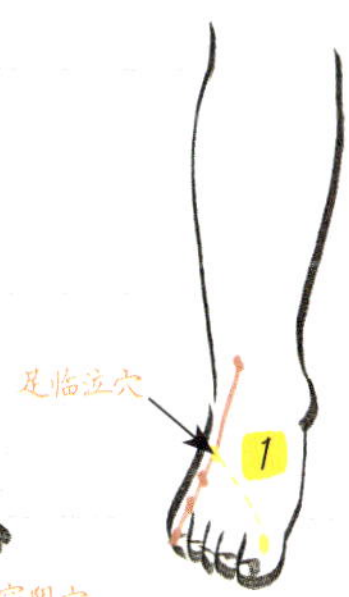

分支3

1.从足背（足临泣穴）分出，前行出足大趾外侧端，折回穿过爪甲，至足大趾爪甲后丛毛处，交于足厥阴肝经

足厥阴肝经

7.沿喉咙的后边，向上入鼻咽部

8.上行连接目系，出于额，上行与督脉会于头顶

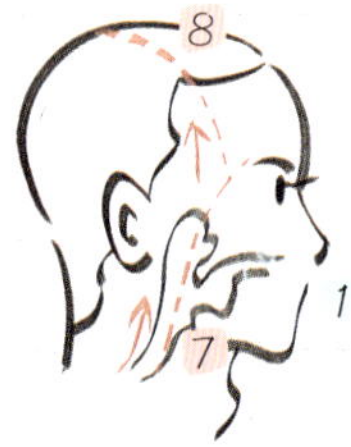

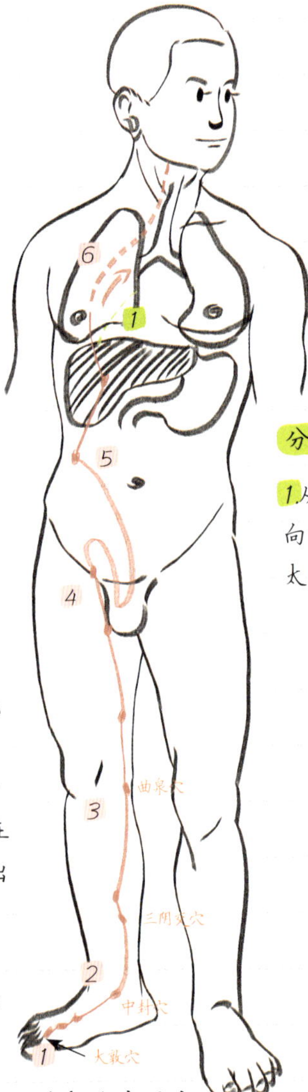

6.向上穿过膈肌，分布于胁肋部

分支1

1.从目系分出，下行颊里，环绕口唇内

5.至少腹，进入腹腔，挟胃两旁，属肝，络胆

分支2

1.从肝分出，穿膈肌，向上注入肺，交于手太阴肺经

4.上行过膝内侧（曲泉穴），沿大腿内侧中线进入阴毛中，绕阴器

3.向上沿小腿内侧中线（会三阴交），在内踝尖上八寸处交出足太阴脾经

2.向上沿足背第1、第2跖骨间，至内踝前1寸处（中封穴）

1.起于足大趾爪甲后丛毛处（大敦穴）

第三节 奇经八脉

奇经八脉的名称

督脉、任脉、冲脉、带脉、阴跷脉、阳跷脉、阴维脉、阳维脉。

奇经八脉的生理功能

进一步密切十二经络之间的关系。

调节十二经络气血。

与奇恒之腑关系密切。

循行部位及功能特点

奇经八脉交叉贯穿于十二经脉间。走向分布不规则，与脏腑无直接属络，与脏腑无表里关系。

督脉

循行特点：起于胞中，行于背部正中，上头。

功能特点：“阳脉之海”，总督一身阳经。与脑髓和肾关系密切。

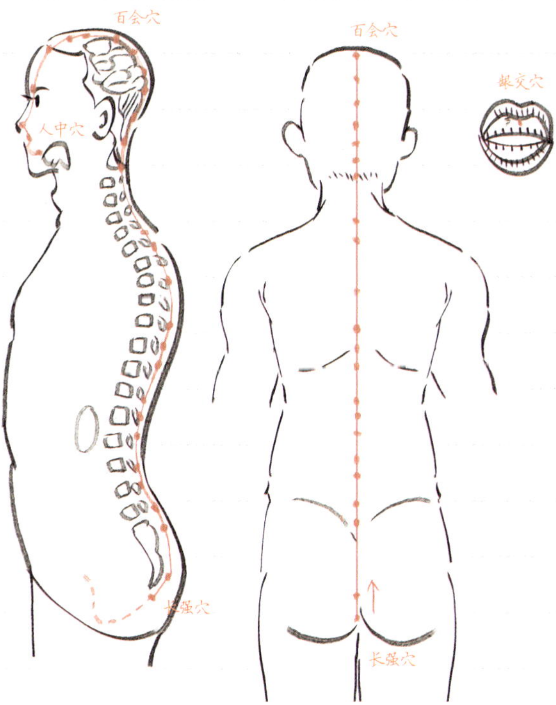

督脉

任脉

循行特点：起于胞中，行于胸腹正中，至目眶下。

功能特点："阴脉之海"，总督一身阴经。主胞胎、女子胎儿孕育，与妊娠病相关。

任脉

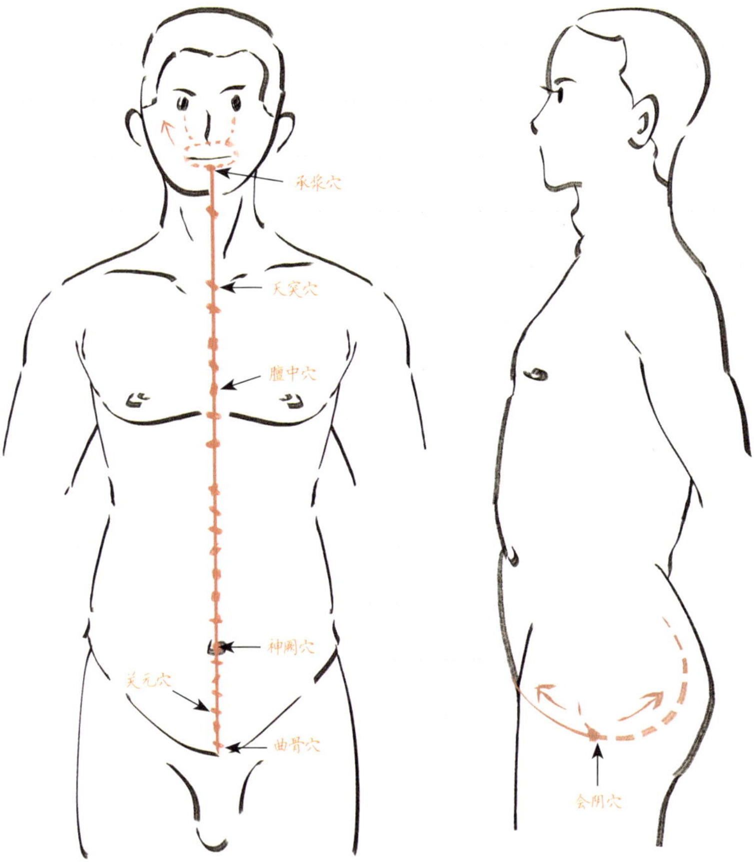

冲脉

循行特点：起于胞中，上至头，下至足。

功能特点："十二经脉之海"，调节十二经气血，为五脏六腑之海。

冲脉为血海，与女子月经排泄有关。

带脉

循行特点：起于季肋，斜行向下，绕腰腹一周。

功能特点：约束纵行经脉，固护胞胎，主司带下。

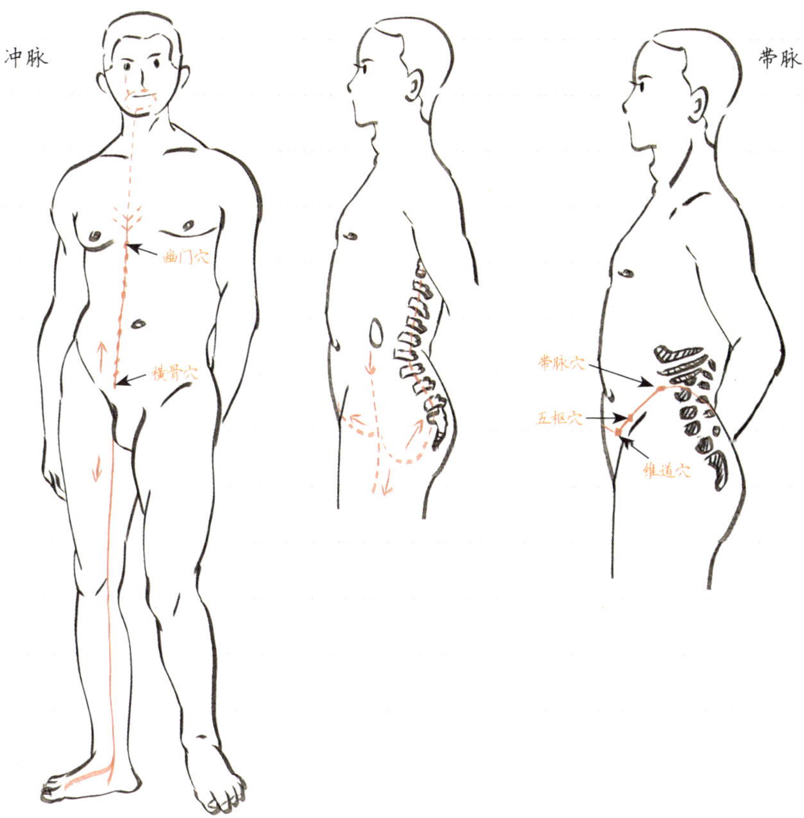

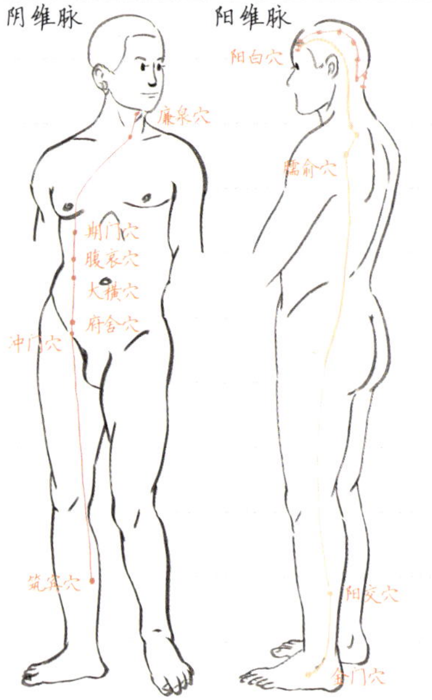

阴、阳维脉

循行特点：

阴维脉起于小腿内侧足三阴经交会之处三阴交穴，上行至咽喉，与任脉会合。

阳维脉起于足外踝下，上行至头部，与督脉会合。

功能特点：

阴维脉维系联络全身阴经。

阳维脉维系联络全身阳经。

阴、阳跷脉

循行特点：

阴跷脉起于内踝下足少阴肾经的照海穴，上至目内眦与手足太阳经、阳跷脉会合。

阳跷脉起于外踝下足太阳膀胱经的申脉穴，上行至目内眦，与手足太阳经、阴跷脉会合后再上行入发际，与胆经会合于项后。

功能特点：主司下肢运动。

司眼睑开合。

跷：轻捷矫健。

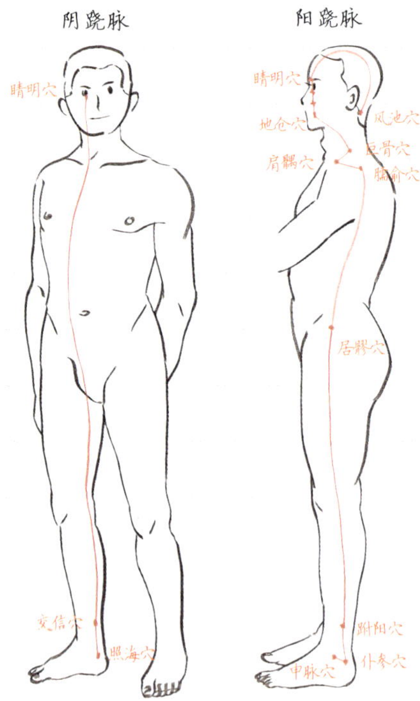

第四节 经别、别络、经筋、皮部

十二经别

概念：别行的正经（从十二经别行分出，深入躯体深部）。

特点：**离**：离开十二正经（多在肘、膝以上）。

合：阴经的经别合入相表里的阳经经别，分别注入六阳经脉。

出：浅出于体表（多在颈项部）。

入：入于体腔深部（向心性）。

功能：1.加强十二经脉相为表里的两条经脉在体内的联系。

2.加强了体表与体内、四肢与躯干的向心性联系。

3.加强了十二经脉与头面的联系。

4.扩大了十二经脉的分布范围。

5.加强了足经与心脏的关系。

十二经筋

概念：十二经络聚结于筋肉关节。功能：联结筋肉关节，主运动。

十二皮部

概念：十二经脉之气在皮肤的分区。

功能：对外界变化有调节作用，依赖散布于体表的卫气而抗外邪。

十五络脉

概念：经脉分出的支脉（较大的络脉）。分为孙络和浮络（在体表）。

构成：十二经络各一，督脉、任脉各一，脾之大络。

特点：阴经的别络入于阳经。阳经的别络入于阴经。

功能：1.加强十二经脉表里两经在体表的联系。

2.统帅全身络脉。3.渗灌气血以濡养全身。

第五节　经络的生理功能和应用

经络的生理功能

1.沟通联系作用。（脏腑与体表、官窍之间，脏腑之间，经脉之间）

2.运输渗灌作用。（布散和渗灌经脉气血到形体官窍）

3.感应传导作用。（得气、针感）

4.调节作用。（调畅气血、调节阴阳）

经络学说的应用

阐释病理变化

体表受邪，循经传于内。

如：外邪袭表犯肺，初见发热恶寒、头身疼痛，久之传内，则出现咳嗽、胸闷、胸痛等。

内脏有病，循经传于外。

如：心火见口舌生疮，肝火见两目红赤。

脏腑有病，循经互相传变。

如：心火可移热于小肠而出现小便黄赤等。

临床诊断

循经诊断：结合经络循行分布部位及其络属脏腑进行诊断。如：

两胁疼痛：多为肝胆疾病（肝经、胆经循行过两胁）。

缺盆中痛：常为肺病表现（肺经循行过缺盆）。

虚里疼痛：多为真心痛（心包经自胸中出）。

经络循行部位出现压痛，可反映本经对应的脏腑疾病。

（脾俞穴压痛，提示脾胃病变　　中府穴压痛，提示肺脏疾病）

分经诊断：区分疾病所属经脉进行诊断。

以头痛为例

痛在前额：阳明头痛。（阳明经所过部位）

痛在两侧：少阳头痛。（少阳经所过部位）

痛在头后：太阳头痛。（太阳经所过部位）

痛在巅顶：厥阴头痛。（厥阴经所过部位）

指导治疗

经络学说是针灸、推拿及药物治疗的理论基础。

指导针灸：刺激特定腧穴，通过经气传导和脏腑的反应来调整人体气血和脏腑功能。

基本原则：循经所过，主治所及。亦可配穴。

指导药物治疗：根据四气五味归经理论。

以头痛用药为例

阳明头痛：白芷（归胃、大肠、肺经，祛风止痛，宣通鼻窍）

少阳头痛：柴胡（归肝、胆、肺经，疏肝升阳）

太阳头痛：羌活（归膀胱、肾经，解表散寒，祛寒湿）

厥阴头痛：川芎（归肝、胆、心包经，活血行气，祛风止痛）

第六章 体 质

主要内容：

1.体质的概念与构成要素

2.体质的生理学基础与形成要素

3.体质的分类

4.体质学说的应用

体质是不同个体在形质、功能和心理方面的身心特征。研究体质，有助于从整体上把握个体生命特征，分析疾病发生、发展和演变规律。

“余闻人之生也，有刚有柔，有弱有强，有短有长，有阴有阳。”

——《灵枢·寿夭刚柔》

第一节 体质的概念与构成要素

体质的概念与特点

体质的概念

人体生命过程中，在先天禀赋和后天获得的基础上形成的相对稳定的固有特质。

→ 包括形态结构、生理功能、心理状态等。

体质的特点

先、后天因素共同作用。包括：

1. 个体差异：先天禀赋和后天因素不同。（体质学说研究的核心问题）
2. 形神一体：体质是特定生理特性与心理特性的综合。
3. 群体趋同：生存环境、生活习惯、遗传背景具有同一性。
4. 相对稳定：体质一旦形成不会轻易改变。
5. 动态可变：随年龄、外界因素变化。（体质干预的基础）
6. 连续可测：体质特征伴随着生命全过程。（治未病）
7. 后天可调：后天干预可纠正偏颇。

→（基于相对稳定性和动态可变性）

体质的构成要素

1. 形态结构的差异性。
   - 外部形态：外观，如体形、体重、面色、毛发、舌象、脉象
   - 内部形态：脏腑、经络、精气血津液
2. 生理功能的差异性。
3. 心理特征的差异性。

第二节 体质的生理学基础与形成因素

体质的生理学基础

与脏腑的关系：脏腑的形态和功能特点是构成并决定体质差异的最根本因素。

与经络的关系：体质有赖于各脏腑功能的协调，经络则沟通各脏腑。

与精气血津液的关系：精气血津液是决定体质特征的重要物质基础。

体质的形成因素

先天因素

父母禀赋：人在出生以前在母体内所禀受的一切特征。如形体高、矮、胖、瘦和脏腑功能、精神情志等个性特点均形成于胎儿时期。

（先天禀赋是根本原因，是决定一个人体质的基础）

性别：男为阳，女为阴。男多阳刚之气，女多阴柔之气。

后天因素

年龄：脏腑、经络、精气随生、长、壮、老、已的变化而变化。

饮食：饮食成分、性味特点影响体质。

劳逸所伤：过劳耗气血，易形成虚性体质；

过逸使气血不畅，易形成痰瘀体质。

情志：七情变化通过影响脏腑精气的盛衰而影响体质。

地理：水土性质、气候类型、生活条件、饮食习惯影响体质。

如：北人多壮实，居处多寒，易形成阳虚体质。

南人多瘦弱，居处多湿，易形成湿热体质。

疾病针药：疾病改变体质往不利方向发展。大病、久病多使人体弱。

针药调理得当能补偏救弊，不当则加重体质损害。

第三节　体质的分类

体质的基本分类及特征

阴阳平和质（功能协调）

体质特征：身体强壮，胖瘦适中，面色红润，性格开朗，精力充沛，对外适应能力强。

发病倾向：不易感外邪，较少生病。患病多为表证、实证，易愈。

偏阴质

特点：抑制、喜静、偏寒。

体质特征：容易疲劳，面色偏白，食量少，消化差，畏寒喜热，胆小易惊，精力偏弱，反应较慢。

发病倾向：不耐寒、湿，受邪发病多为寒证、虚证。

偏阳质

特点：兴奋、好动、偏热。

体质特征：身体结实，面色略偏红，食量大，消化好，大便干燥，畏热喜冷，喜饮水，性格外向，易急躁，精力旺盛。

发病倾向：对风、暑、热邪不耐受，受邪发病多为热证、实证。

九种体质判定标准

平和质

形体特征：形体匀称健壮。

常见表现：面色红润，目光有神，精力充沛，睡眠良好，脉和缓有力。

心理特征：性格多沉静、内向。

发病倾向：较少患病。

对外界适应能力：对自然和社会环境适应能力较强。

阳虚质

形体特征：肌肉松软不紧实。

常见表现：面色晦暗，缺乏光泽，多有黑眼圈，畏冷，手足不温，喜热饮食，精神不振，舌淡胖嫩，脉沉迟。

心理特征：性格多沉静、内向。

发病倾向：痰饮，肿胀，泄泻。

对外界适应能力：耐夏不耐冬，易感风、寒、湿邪。

阴虚质

形体特征：形体偏瘦。

常见表现：手足心热，口咽干燥，鼻微干，喜冷饮，大便干燥，舌红少津，脉细数。

心理特征：性情急躁，外向好动，活泼。

发病倾向：虚劳，失精，失眠。

对外界适应能力：耐冬不耐夏，不耐受暑、热、燥邪。

气虚质

形体特征：肌肉松软不实。

常见表现：语音低微，气短懒言，容易疲乏，精神不振，动则气短汗出，舌淡红，舌边有齿痕，脉弱。

心理特征：性格内向，不喜冒险。

发病倾向：感冒，内脏下垂，病后康复缓慢。

对外界适应能力：不耐受风、寒、暑、湿邪。

痰湿质

形体特征：形体肥胖，腹部肥满松软。

常见表现：面部皮肤油脂较多，多汗且黏，四肢易浮肿，胸闷气短，容易困倦但睡眠质量差，痰多，口黏腻或甜，喜食肥甘甜黏，不喜饮水，苔腻，脉滑。

心理特征：性格偏温和、稳重，多善于忍耐。

发病倾向：消渴，中风，胸痹。

对外界适应能力：对梅雨季节及湿重环境适应能力差。

湿热质

形体特征：形体中等或偏瘦。

常见表现：面垢油光，易生痤疮，口苦口干，身重困倦，大便黏腻不畅，小便短黄，男性阴囊潮湿，女性带下增多，舌红苔黄腻。

心理特征：容易心烦急躁。

发病倾向：疮疖，黄疸，热淋。

对外界适应能力：对夏末秋初湿热气候、湿重或高温环境较难适应。

血瘀质

形体特征：胖瘦均匀。

常见表现：肤色晦暗，易出现瘀斑，头晕乏力，失眠，口唇暗淡，舌暗或有斑点，舌下络脉紫暗或增粗，女性易月经不调。

心理特征：易烦，健忘。

发病倾向：癥瘕，痛证，血证。

对外界适应能力：不耐受寒邪。

气郁质

形体特征：形体瘦者为多。

常见表现：神情抑郁，情感脆弱，烦闷不乐，爱叹气，多愁善感，面色萎黄，舌淡红，苔薄白，脉弦。

心理特征：性格内向，情绪不稳定，敏感多虑。

发病倾向：脏躁，梅核气，郁证，百合病。

对外界适应能力：对精神刺激适应能力较差，不适应阴雨天气。

特禀质

形体特征：一般无特殊。

常见表现：哮喘，起风团，咽痒，鼻塞，打喷嚏等。

心理特征：容易伴随焦虑紧张。

发病倾向：哮喘，荨麻疹，花粉症，药物过敏。

对外界适应能力：对环境适应能力差，特别是对易致敏季节适应能力差，易引发宿疾。

第四节 体质学说的应用

体质与养生

根据体质特征，进行养生调理。

如：
- 体质偏阳者，宜食凉忌燥。
- 体质偏寒者，宜食温而忌寒。
- 肥胖者多痰湿，宜食清淡忌肥甘。
- 阴虚者，宜食甘润生津之品。
- 阳虚者，宜食温补之品。
- 气郁者，应注意情感疏导。

体质与疾病

与发病的关系：体质强弱决定发病与否及发病情况。

"正气存内，邪不可干"

与病因病机的关系：决定个体对某些病因的易感性。

决定病变的从化和传变。

从化，即病情随体质而变化，如：

素体阳盛者，病机多从阳化热；

素体阴寒者，病机多从阴化寒。

体质与辨证论治

辨体施治，因人制宜

- 阳虚体质者，感受寒、湿阴邪，用制附子、肉桂、干姜等大热之品。
- 阴虚体质者，感受寒、湿阴邪，用清润之品。
- 体质强壮者，多为实证，用泻法。
- 体质虚弱者，多为虚证，用补法。

（涉及同病异治、异病同治）

相同的致病因素或患同一种病，可因个体差异而表现出不同的证候类型。

以感受寒邪为例：

- 素体强壮者：正气可御邪于肌表，仅表现为恶寒发热、头身疼痛等风寒表证。
- 阳虚者：正不胜邪，寒邪直中脾胃，致腹痛、泄泻等脾阳不足证。

同病异证与异病同证，主要以体质的差异为生理基础。

体质是证候形成的内在基础。

辨体下针施药调理

药物性味：

- 平和质者，忌妄攻蛮补。
- 体质偏阳者宜甘寒、酸寒、咸寒、清润，忌辛热温散。
- 体质偏阴者宜温补益火，忌苦寒泻火。
- 素体气虚者宜补气培元，忌耗散克伐。
- 湿热质者，宜清热利湿，忌滋补厚味。
- 痰湿质者宜芳香化湿健脾，忌阴柔滋补。
- 血瘀质者宜疏理气血，忌固涩收敛。

药物剂量：

- 强壮者剂量宜大，药可峻猛。
- 瘦弱者剂量宜小，药性宜平和。

针灸宜忌：

- 肥胖者进针宜深，刺激量宜大，多用温针艾灸。
- 瘦弱者进针宜浅，刺激量宜小，少用温灸。

康复调理

- 体质偏阳者初愈，慎食狗肉、羊肉、桂圆等温热及辛辣之味。
- 体质偏阴者初愈，慎食龟鳖、熟地黄等滋腻之物，以及五味子、乌梅等酸涩之味。

第七章 病 因

主要内容：

1.外感病因

2.内伤病因

3.病理产物性病因

4.其他病因

病因，即导致疾病发生的原因。中医探求病因的主要方法有二：一是辨证，二是问诊。

“夫邪之生也，或生于阴，或生于阳。其生于阳者，得之风雨寒暑；其生于阴者，得之饮食居处，阴阳喜怒。”

——《素问·调经论》

第一节　外感病因

六淫

六淫的产生

自然界的气候变化异常，或人体抗病能力下降时，风、暑、寒、燥、湿、火则成为六淫邪气而伤害人体，导致疾病发生。

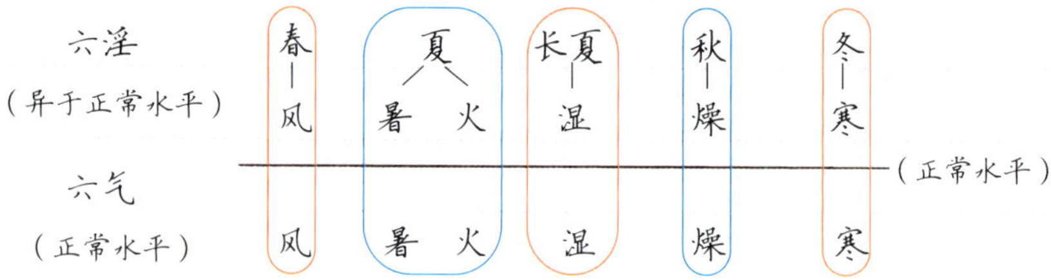

六淫致病特点

外感性：六淫致病多从肌表、口鼻入。

季节性：春季多风病，夏季多暑病，长夏多湿病，秋季多燥病，冬季多寒病。

地域性：西北多燥病，东北多寒病，江南多湿热病，久居潮地多湿病，长期高温环境工作者多燥热或火邪之气为病。

相兼性：六淫可单独致病，也可两种以上同时侵犯致病。

风邪　（属阳邪）

概念：凡致病具有善动不居、轻扬开泄等特点的外邪，称为风邪。四季常有，春季多见。风为“百病之长”。

性质：

轻扬开泄，易袭阳位。易使腠理不固而汗出，常伤人体上部及腰背。

常见病证：头痛、汗出恶风、咽痒、咳嗽、面目浮肿等。

“伤于风者，上先受之。”

善行而数变：游移不定，行无定处。发病急，传变快。

常见病证：风疹、荨麻疹之发无定处；风痹之四肢关节游走性疼痛；中风、癫痫之口眼歪斜。

风性主动：风邪致病具有动摇不定的特征。

常见病证：面部肌肉颤动、口眼歪斜、四肢抽搐等。

风为百病之长：风邪常兼他邪合而伤人，为外邪致病的先导。

（其他邪气常依附于风而侵犯人体）

寒邪 （属阴邪）

概念：凡具有寒冷、凝结、收引等特性的外邪，称为寒邪。

常见于冬季。气温骤降、空调过凉、恣食生冷也能感受寒邪。

寒客肌表，称伤寒；寒邪直中于里，伤及脏腑阳气，称中寒。

性质：

寒为阴邪，易伤阳气： “阴胜则阳病”

常见病证：伤寒，则发热、恶寒、无汗；寒中脾胃，则吐泻清稀、脘腹冷痛；寒邪损伤心肾阳气，则恶寒蜷卧、手足厥冷、小便清长、精神萎靡。

寒性凝滞：寒邪可使气血津液凝结，经脉阻滞，以致阳气受损。

常见病证：头身、肢节疼痛，脘腹剧痛等。

寒性收引：寒邪可使气机收敛，腠理、经络、筋脉收缩而挛急。

“寒则气收”

常见病证：恶寒发热、头身疼痛、经脉屈伸不利等。

湿邪 （属阴邪）

概念： 凡具有重着、黏滞、趋下特性的外邪，称为湿邪。

常见于长夏。多因气候潮湿、涉水淋雨或居处湿地等而感受湿邪。

性质：

湿为阴邪，易伤阳气： 主要是损伤脾阳，因脾喜燥恶湿。

常见病证：泄泻、水肿、痰饮等。

湿性重浊： 易外袭肌表，困遏清阳，或阻滞关节，使阳气不达。

常见病证：头身困重，四肢酸楚沉重，关节疼痛、屈伸不利，大便溏泄，妇女白带过多等。

湿性黏滞，易阻气机： 黏滞性体现在两个方面。

1. 症状黏滞：分泌物和排泄物黏滞不爽，如汗黏、口黏、湿热痢疾之大便排泄不爽、淋证之小便滞涩不畅。
2. 病程缠绵：因湿性黏滞，易阻气机，使湿胶着难解，故起病隐缓，病程较长，反复发作，缠绵难愈。

常见病证：湿疹、湿痹等。

湿性趋下，易袭阴位： 湿邪易伤及人体下部。

常见病证：水肿、湿疹、脚气、小便浑浊、泄泻、妇女带下。

燥邪 （属阳邪）

概念： 凡具有干燥、收敛等特性的外邪，称为燥邪。

常见于秋季。从口鼻入，首犯肺卫。初秋多温燥，深秋多凉燥。

性质：

燥性干涩，易伤津液： 常出现干燥、滞涩症状。

常见病证：口鼻干燥、皮肤干涩、小便短少、大便干结等。

“燥胜则干”

燥易伤肺：因燥邪多从口鼻入。

常见病证：干咳少痰或痰黏难咳，或痰中带血、喘息胸痛、大便干涩不畅（因肺与大肠相表里）等。

暑邪 （属阳邪）

概念：凡具有炎热、升散、兼湿特性的外邪，称为暑邪。

见于夏至后、立秋前。轻者为“伤暑”，重者为“中暑”。

性质：

暑为阳邪，性炎热：多表现为一系列阳热症状。

常见病证：高热、心烦、面赤等。

暑性升散：易上扰心神或侵犯头目。

常见病证：心胸烦闷不宁、头昏目眩等。

暑邪多挟湿：因暑季多雨而潮湿。

常见病证：发热烦渴、四肢困重、倦怠乏力、胸闷恶呕、便溏等。

夏季感冒多属暑湿，当用“湿去热孤”之法。

火邪 （属阳邪）

概念：凡具有炎热升腾特性的外邪，称为火邪。本质为阳盛。

四季均可发生。

火邪与热邪的区别：!!

热邪致病多表现为全身性弥漫性发热。

火邪致病多表现为局部红、肿、热、痛等，如口舌生疮、目赤肿痛。

性质：

火为阳邪，性燔灼趋上：阳胜则热，发为实热病证。易侵人体上部。

常见病证：高热、烦渴、汗出、目赤肿痛、咽喉肿痛、口舌生疮糜烂、头晕目眩、耳内肿痛等。

易扰心神：因火热与心相通，入营血。

常见病证：轻者心烦、失眠，重者狂躁不安、神昏谵语等。

"诸躁狂越，皆属于火"

易伤津耗气：火热之邪伤阴（迫津外泄、煎灼津液）。

常见病证：口渴喜冷饮、咽干舌燥、小便短赤、体倦乏力、少气懒言等。重者可出现虚脱。

易生风动血：

生风：燔灼津液，使筋脉失养，引起肝风内动。

常见病证：高热神昏、四肢抽搐、两目上视、角弓反张等。

动血：火热邪气入血脉，迫血妄行，引起出血。

常见病证：各种出血，皮肤发斑、妇女月经过多、崩漏等。

易致疮疡：火邪入血，聚于局部，腐蚀血肉，发为痈肿疮疡。

常见病证：局部红、肿、热、痛。

疠气

一类具有**强烈致病性和传染性**的病邪的统称。又称"疫疠病"。

传播途径

1.通过空气传染，多从口鼻入体而致病。

2.通过饮食、蚊虫叮咬、皮肤接触、性接触、血液等传播而发病。

常见种类

时行感冒、腮腺炎、猩红热、白喉、天花、中毒性痢疾、霍乱、鼠疫、急性传染性肝炎、流行性出血热、艾滋病、禽流感等。

致病特点

1.发病急骤，病情危笃。常出现发热、扰神、动血、生风、剧烈吐泻等危重病状。

2.传染性强，易于流行。

3.同一疠气致病，所有人群症状相似。

致病因素

1. 气候因素：久旱、洪涝、湿雾瘴气等。

2. 环境因素：水源污染、空气污染、食物污染等。

3. 预防措施不当：未做好隔离等。

4. 社会因素：社会动荡、工作环境恶劣、生活极度贫困等。

第二节　内伤病因

类型：七情内伤、饮食失宜、劳逸失度。

七情内伤

基本概念

七情（喜、怒、忧、思、悲、恐、惊七种正常情志活动）一般不会致病。突然强烈或长期持久的情志刺激，超过人体正常生理活动范围才会致病。

情志与五脏的关系

五脏化五气，产生相应的情志活动：

肝在志为怒，心在志为喜，脾在志为思，肺在志为忧，肾在志为恐。

情志过激可导致脏腑精气阴阳失调、气血运行失调：

大喜伤心，大怒伤肝，过思伤脾，过悲伤肺，过恐伤肾。

七情内伤的致病特点

1.直接伤及内脏

损伤相应脏腑，影响心神，易伤心肝脾，易损伤潜病之脏腑。

2.影响脏腑气机

喜则气缓：过度喜乐，致心气涣散。轻者心悸失眠、少气无力、精神不集中，重者神智失常、狂乱（范进中举）。

怒则气上：大怒致肝气上逆，血随气逆。可见头涨头痛、面红目赤、急躁易怒，重者昏厥猝倒（暴怒吐血剧情）。

思则气结：过度思虑致心脾气机郁滞，运化失职。可见心悸、失眠多梦、精神萎靡、倦怠乏力、食少腹胀、便溏等。

恐则气下：过度恐惧，致肾气失固，气陷于下。可见二便失禁、遗精、滑精等。

悲则气消：过度悲伤，致肺气耗伤，宣降失常。可见意志消沉、精神不振、气短胸闷、乏力懒言等。

惊则气乱：骤然受惊，致心神不定、气机逆乱。可见惊悸不安、慌乱失措，甚则神智错乱等。

3.发为情志病

情志刺激而发疾病：郁病、癫病、狂病等。

情志刺激而诱发疾病：胸痹、真心痛、眩晕、胃脘疼痛等。

其他疾病但有情志异常表现：如消渴、恶性肿瘤、慢性肝胆疾病。

4.影响病情变化

积极的情绪利于康复，消极的情绪诱发或加重病情。

饮食失宜

饮食不节

过饥损害：

1.气血亏虚，脏腑失养，功能活动衰退。

2.正气不足，抗病能力下降，易招致外邪，继发其他疾病。

3.长期摄食过少，胃腑失养，损伤胃气而致胃部不适。

过饱损害：

1.食滞不化而致脘腹胀满疼痛、嗳腐泛酸、呕吐、泄泻、厌食。

2.食滞日久，损伤脾胃，升降失序，聚湿、化热、生痰而生他病。

3.营养过剩而发展为消渴、肥胖、心脉痹阻等病证。

4.食滞肠道，阻碍气血流通，导致痢疾或痔疮。

饮食不洁

进食腐败变质食物：脘腹疼痛、恶心呕吐、肠鸣腹泻或痢疾。

进食寄生虫污染食物：寄生虫病，症见腹痛时作、嗜食异物、面黄肌瘦。

进食毒疫污染食物：发生传染性疾病。

进食毒性或被毒性物质污染食物：食物中毒，轻则脘腹疼痛、吐泻，重则危及生命。

饮食偏嗜

寒热偏嗜

偏嗜生冷寒凉食物，耗伤脾胃阳气，导致寒湿内盛。

偏嗜辛温燥热食物，肠胃积热，或酿成痔疮。

五味偏嗜

偏嗜咸味会伤血脉，导致血瘀。

偏嗜苦味会伤皮肤，使皮肤粗糙、毛发脱落。

偏嗜辛味会伤筋，使爪甲枯萎。

偏嗜酸味会伤肉，使口唇干裂。

偏嗜甘味会伤骨，使骨痛发脱。

食物偏嗜

营养缺乏，可发生多种病变。

偏食肥甘厚味，会聚湿、生痰、化热，易致肥胖、眩晕、中风、胸痹、消渴等病变。

嗜酒成癖

久易聚湿、生痰、化热而致病。

劳逸失度

过劳

劳力过度：伤气，损伤形体。“久立伤骨，久行伤筋。”

劳神过度：易耗伤心血，损伤脾气，致心悸、健忘、失眠、多梦、腹胀、便溏、消瘦等。

房劳过度：耗伤肾精、肾气。

过逸

安逸少动，气机不畅：易发生脾胃等脏腑功能障碍，出现胸闷、食少、腹胀、困倦、肌肉软弱或臃肿肥胖。

阳气不振，正气虚弱：动则心悸、气喘汗出等，或易感外邪而致病。

“久卧伤气，久坐伤肉。”

长期用脑过少，加之阳气不振，可致神气衰弱，常见精神萎靡、健忘、反应迟钝。

第三节　病理产物性病因

主要类型：痰饮、瘀血、结石。

痰饮

基本概念

人体水液代谢障碍形成的病理产物。稠者为痰，稀者为饮。

痰
- 有形之痰：视之可见、闻之有声、触之可及，如喉中之痰
- 无形之痰：只见征象、不见其形，如其所致眩晕、癫狂

形成原因

外感六淫、内伤七情、饮食失宜 → 致脏腑功能失调，气化不利，水液代谢障碍，水湿停聚而成

致病特点

- 阻碍经脉气血运行 ⇨ 肢体麻木，屈伸不利
- 阻滞气机升降 ⇨ 胸闷气喘，善叹息，恶心呕吐
- 影响水液代谢 ⇨ 水肿
- 蒙蔽清窍 ⇨ 头晕目眩
- 变幻多端 ⇨ 发病部位不一，症状复杂　“百病多因痰作祟”

瘀血

基本概念

因血行失度，使机体局部的血液凝聚而形成的一种病理产物。

瘀血
- 体内瘀积的离经之血
- 血行不畅，滞留于经脉或脏腑中的血

血瘀与瘀血不同!!

血瘀：血行不畅或血液瘀滞不通的病理变化。

瘀血：既是病理产物，又可成为继发性致病因素。

形成原因

- 虚　气虚则运血无力，阳虚则脉失温通，阴虚则脉失柔润 ⟹ 皆可使血行滞涩
- 气滞　"气行则血行，气滞则血瘀"
- 血寒　如：寒凝血滞，经脉拘挛
- 血热　如：血热伤津 ⟹ 血液黏稠　　热迫血妄行 ⟹ 发斑
- 津亏　如：剧烈吐泻后津液亏虚，血黏稠涩滞，导致瘀血
- 痰饮　痰饮阻滞气机，妨碍血行，常见眩晕头痛、心区憋闷疼痛
- 出血　各种外伤导致瘀血；脾不统血，肝不藏血；经行不畅

致病特点

- 阻碍气机，出现瘀斑、皮肤青紫等　"血瘀必兼气滞"
- 影响血脉运行，出现胸痹心痛、口唇爪甲青紫、皮肤瘀斑等
- 影响新血生成，出现肌肤甲错、毛发不荣　"瘀血不去，新血不生"
- 病位固定，病证繁多（瘀血停滞的部位不同，表现不同）

⇓

瘀阻于心：胸闷，心悸，胸痛

瘀血攻心：发狂

瘀阻于肺：胸痛，咳痰带血

瘀阻于肠胃：呕血，大便色黑如漆

瘀阻于胞宫：月经不调，痛经

瘀阻于四肢：肢体溃烂

症状特点

疼痛：刺痛，固定不移，拒按，昼轻夜重，病程较长。

肿块：肿块固定，体表青紫或青黄，体内较硬或有压痛。

出血：血色紫暗或夹有瘀块。

色紫暗：如面部、口唇、爪甲青紫，舌质紫暗，或舌有瘀斑、瘀点。

脉诊多见涩、代、结脉等，肌肤甲错。

结石

基本概念

体内某些部位形成并停滞为病的砂石样病理产物或结块。

形成原因

1.饮食不当（喜食肥甘，湿热内结于胆）。

2.情志内伤（肝气郁结，疏泄失职，致胆汁郁结）。

3.服药不当（长期过量服用某种药物）。

4.体质差异（使某些物质在体内代谢异常）。

致病特点

1.多发于肝、胆、肾、胃、膀胱等脏腑。

2.病程较长，轻重不一。

3.阻滞气机，损伤脉络（出现绞痛、出血等）。

其他病因

外伤、诸虫、毒邪、药邪、医过、先天病因。

包括：外来之毒、内生之毒

第八章 病 机

主要内容：

1.发病的原理、因素及类型

2.基本病机

3.内生五邪

4.疾病传变

病机，即疾病发生、发展、变化的原理。中医病机理论的特点：从整体观、辨证观和恒动观来认识和研究病机。注重局部病变与全身状况相联系，注重疾病发生、发展及患病机体与外部因素的联系。

第一节 发 病

发病的基本原理

发病是正气与邪气相互作用的结果。

正气与邪气

正气：人体内具有抗病、祛病、调节、修复，以及适应外环境等作用的一类细微物质。

作用
- 抵御外邪（邪虽进但正气盛，亦不发病）
- 祛除病邪（即使发病，病情较浅，预后良好）
- 修复、调节（促使疾病痊愈）
- 维持脏腑经络功能的协调（防止内生五邪）

邪气：泛指各种致病因素。

作用
- 导致身体生理功能失常
- 造成脏腑组织的损害
- 改变体质类型

正气、邪气与发病的关系：

1.正气是发病的内在因素。

2.邪气是发病的重要条件。

3.若正胜邪却则不发病，邪胜正负则发病。

正气在发病过程中的作用

正虚感邪而发病。（外邪乘虚而入）

正虚生邪而发病。（脏腑功能紊乱，内生五邪）

正气强弱决定发病的证候性质。

（正邪相搏剧烈—实证　正气不足—虚证　正气衰虚—病重）

邪气在发病过程中的作用

疾病发生的原因。（正邪交争而生病）

影响发病性质、类型、特点。

（六淫致病，发病急、病程短；七情内伤致病，发病慢、病程长）

影响病情、病位。（虚邪伤人病情重，正邪伤人病情轻）

某些情况下主导疾病发生。（超越正气抵抗范围，如疠气、外伤）

影响发病的主要因素

环境因素

气候变化、地域因素、生活工作环境、社会环境。

体质因素

胖人多阳虚、多痰、多湿

瘦人多阴虚、多气、多火

精神因素

影响内环境的协调平衡。（气机逆乱、脏腑功能失常等）

发病类型

发病类型是邪正交争结果的反映。

感邪即发 也称猝发、顿发，即感邪后立即发病。

- 新感外邪较盛（感受风寒、风热、温热、暑热、温毒邪气）
- 情志剧变（如暴怒、过度悲伤）
- 毒物所伤（食物、药物、毒气、秽浊之气）
- 外伤
- 感受疠气（易传染，扩展迅速）

徐发 感邪后缓慢发病，多见于内伤邪气致病，如思虑过度、房事不节等。

伏而后发 感受邪气后，并不立即发病，病邪在机本内潜伏一段时间，或在诱因的作用下，过时而发病。

如：外感性疾病多见于感受温热邪气形成"伏气温病"。

外伤所致肌肤破损，一段时间后发为破伤风、狂犬病。

继发 在原发疾病的基础上，继发新的疾病。

如：肝阳上亢所致中风（肝阳化风）。

小儿食积而致疳积。

合病 两经同时受邪而发病。也称"并病"，即一经证候未解，而另一经证候已见。

如：太阳与少阳合病，太阳与阳明合病。

复发 疾病初愈或慢性疾病的缓解阶段，在某些诱因的作用下，引起疾病再度发作或反复发作。

复发的诱因：

1. 重感致复（病初愈，邪气未尽，又再次感邪）
2. 食复（病初愈，饮食失宜）
3. 劳复（病初愈，过劳。多见于内伤性疾病）
4. 药复（病初愈后滥用补剂，或药物调理失当）
5. 情志致复（病初愈，情志刺激，直接损伤脏腑功能）
6. 环境变化致复（气候、地域变化，身体不能适应）

第二节　基本病机

病机：疾病发生、发展与变化的规律和机制。

病机类型：邪正盛衰、阴阳失调、精气血失常、津液失常。

邪正盛衰

发病的过程，就是邪正斗争及其盛衰的变化过程。

邪正盛衰与虚实变化

"邪气盛则实，精气夺则虚。"

实：以邪气盛为主的病理变化。邪气盛，正气亦不虚，邪正争斗剧烈，病理产物蓄积。

如：高热、疼痛拒按、痰饮、食积、二便不通。

虚：以正气虚为主的病理变化。

正气虚，邪气亦化盛，脏腑功能低下。

如：倦怠乏力、心悸失眠、五心烦热、畏寒肢冷。

虚实错杂：既有正气虚损又有邪气较盛，或病理产物蓄积的病理变化。

- 实中夹虚　如：实热→伤津　高热→口渴，尿少
- 虚中夹实　如：脾气虚→水肿

虚实转化：邪气伤正或正虚而邪气积聚，发生病机性质由实转虚或因虚致实的变化。

虚实真假

真实假虚：病机的本质为"实"，但表现出"虚"的假象。

因邪气过盛，结聚体内，阻滞经络，气血不能外达所致，故真实假虚又称为"大实有羸状"。

（"大实有羸状"：本质为实，却见某些假虚之象）

如：因瘀血内阻而出现的妇女崩漏下血；

热结肠胃而见泻下稀水臭秽的“热结旁流”。

真虚假实：病机的本质为“虚”但表现出“实”的假象。

因正气虚弱，脏腑经络之气不足，推动无力所致，故真虚假实又称为“至虚有盛候”。

（“至虚有盛候”：本质为虚，却见某些假实之象）

如：脾气虚弱，运化无力之食少、脘腹胀满；

气血亏损，血海空虚之女子经闭。

邪正盛衰与虚实转归

- 正胜邪退：疾病向好转和痊愈方向发展(好转)。
- 邪去正虚：易复发。
- 邪胜正衰：恶化。
- 邪正相持：疾病迁延。
- 正虚邪恋：多见于疾病后期，且是多种急性疾病转为慢性，或慢性病久治不愈，或遗留某些后遗症的主要原因。

阴阳失调

阴阳偏盛　人体在邪正斗争及其盛衰变化中，阴或阳一方病理性亢盛的病变。属于“邪气盛则实”。

阳偏盛：功能亢奋的实热性病理变化。

感受温热邪气
感受阴邪而从阳化热
情志化火
} 阳偏盛 → 阳胜则热 → 实热（高热）
阳偏盛 → 阳胜则阴病 → 口渴，尿少

（阳胜则阴病：阳气过盛，必然消灼津液和阴气）

阴偏盛：功能障碍的实寒性病理变化。

感受阴寒邪气、过食生冷 → 阴偏盛 → 阴胜则寒 → 实寒：形寒肢冷；阴胜则阳病 → 泄清便溏

（阴胜则阳病：阴气过盛，必然损伤阳气）

阴阳偏衰 疾病过程中，阴或阳一方虚弱不足。属于“精气夺则虚”。

阳偏衰：功能减退的虚寒性病理变化。

先天不足、后天失养、久病劳伤 → 阳偏衰 阳虚则寒 → 虚寒：畏寒肢冷，泄清便溏

（以肾阳虚为主）

阳虚则寒与阴胜则寒的区别：!!

阳虚则寒是虚而有寒；阴胜则寒以寒为主，虚象不明显。

阴偏衰：功能减退的虚热性病理变化。

邪热伤阴、情志化火伤阴、久病伤阴 → 阴偏衰 阴虚则热 → 虚热：低热，颧红，盗汗

（以肾阴虚为主）

阴虚则热与阳胜则热的区别：!!

阴虚则热是虚而有热；阳胜则热以热为主，虚象不明显。

阴阳互损 阴阳任何一方虚损，病变发展影响到对方，形成阴阳两虚。

阴损及阳：阴虚导致阳虚，形成以阴虚为主的阴阳两虚。

阴虚症状：五心烦热，颧红盗汗。

兼有阳虚：畏寒肢冷，泄清便溏。

阳损及阴：阳虚导致阴虚，形成以阳虚为主的阴阳两虚。

阳虚症状：畏寒肢冷，泄清便溏。

兼有阴虚：口干舌燥，舌红少苔。

阴阳格拒 阴阳偏盛至极，以致阴阳双方相互排斥而出现寒热真假。

阴盛格阳：阴寒盛于内，格拒阳气浮越于外的**真寒假热**性病理变化。

阴盛于内 → 内真寒：四肢厥冷，面色苍白

格阳于外 → 外假热：身热反喜盖被，口渴不欲饮，

戴阳（面红如妆，游移不定）

阳盛格阴：阳热盛于内，格拒阴气浮越于外的**真热假寒**性病理变化。

阳盛于内 → 内真热：身大热，口渴

格阴于外 → 外假寒：四肢厥冷不欲衣被，脉伏而沉有力

阴盛格阳：真寒假热

阳盛格阴：真热假寒

阴阳转化 阴阳在“极”或“重”条件下，证候性质向相反方向转化。

由阴转阳：阴偏盛的寒证，转化为阳偏盛的热证。

多发生于阳盛或阴虚阳亢体质者。

如：太阳证，发热轻、头身痛、无汗，为表寒证。（从表入里 从阳化热）

继而出现阳明里热证，症见壮热、不恶寒、心烦口渴、大汗。

由阳转阴：阳偏盛的热证转化为阴偏盛的寒证。

多发生于阳虚阴胜体质者。

如：外感病初期出现壮热、面赤、口渴等邪热亢盛之象，为阳证，由于热邪炽盛，或治疗不当，突然出现面色苍白、四肢厥冷、冷汗淋漓等亡阳危象，属阴证。

阴阳转化与阴阳格拒的区别：!!

阴阳转化：在前后阶段证候发生彻底改变。

阴阳格拒：只是出现症状假象而已。

阴阳亡失 阴气或阳气突然大量亡失，导致生命垂危。

亡阳：阳气突然大量亡失，人体功能衰竭的病理状态。

邪气过盛、汗吐泻太过、素体阳虚、慢性病长期耗阳 → 亡阳 → 面色苍白，冷汗淋漓，四肢逆冷，脉微欲绝

亡阴：阴液突然大量亡失，人体功能衰竭的病理状态。

热盛伤阴、长期大量耗损津液和阴气 → 亡阴 → 手足虽温，大汗不止，汗热而黏，烦躁不安，脉数急无力

亡阳可导致亡阴，亡阴也可导致亡阳。

"阴阳离决，精气乃绝。"

精气血失常

精失常

肾精亏耗太过、水谷之精不足 → **精虚** → 表现随病变所在脏腑而异（精虚之源在脾）

房劳过度、久病及肾、过度劳累、脾虚运化失常 → **失精** → 精液排泄过多，或遗精滑精，精力不支，思维迟钝，少气乏力，耳鸣目眩（治法：补肾气填肾精，泻肝火）

面黄无华，肌肉瘦削，失眠健忘（治法：补脾气以摄精）

房劳过度、惊恐伤肾、湿热瘀阻 → **精瘀** → 排精不畅，睾丸、小腹坠胀，腰痛，头晕（治法：补气、疏肝、活血化瘀、祛痰利湿）

气失常

先天不足、后天失养、劳倦内伤、久病不复 → 气虚 → 精神委顿，倦怠乏力，少气懒言，脉细软无力；发育迟缓（元气虚），动则心悸（宗气虚）

情志抑郁、瘀血、痰湿等阻滞、外邪侵袭、脏腑功能失调 → 气滞 → 局部胀满疼痛，瘀血痰饮水肿等

肝、肺、脾胃多见

肝气滞：情志不畅，胁肋或少腹胀痛

肺气滞：胸闷、咳喘

脾胃气滞：脘腹胀痛、大便秘结

气滞的共同点：闷、胀、疼痛

情志所伤、饮食不当、外邪侵犯、痰浊壅阻 → 气逆 →

肝气逆：头痛头胀、面红目赤、易怒

肺气逆：咳逆上气

胃气逆：恶心、呕吐、嗳气、呃逆

气陷：气机不升反而下陷，多由脾气虚转化而来。

- 上气不足：头晕、目眩、耳鸣
- 中气下陷：内脏下垂，如胃下垂、子宫脱垂、脱肛

常伴症状：面色无华，气短乏力，语声低微，腰腹胀满重坠，便意频频。

气闭：气机突然闭阻不通，而出现昏厥，如突然昏倒、不省人事。

气闭的原因：情志刺激，外邪、痰浊闭塞气机，触冒秽浊之气。

气脱：阳气突然大量脱失，人体功能衰竭。

常见症状：面色苍白，汗出不止，目闭口开，全身瘫软，二便失禁，手撒，脉微欲绝或虚大无根。

血失常

生血不足、失血过多、久病耗伤 → **血虚** → 面色淡白或萎黄，唇舌爪甲色淡无华，神疲乏力，头目眩晕，心悸不宁，脉细弱

- 心血虚：心悸，失眠，健忘，多梦
- 肝血虚：目干涩，月经量少，手足发麻，肢节屈伸不利

邪热入血、情志化火、阴虚火旺 → **血热** → 面红目赤、皮肤发红、舌色红绛、出血

外感寒邪、阳气失于温煦 → **血寒** →

- 寒凝心脉：真心痛
- 寒凝肝脉：巅顶、胁下、少腹冷痛
- 寒瘀互结：癥积
- 外寒侵犯皮肤：冻伤

气虚、气滞、痰浊、瘀血 → **血瘀** → 疼痛且有定处，甚则出现局部肿块，唇舌暗紫、瘀斑，面色黧黑

出血 外伤、气虚不摄、血热等所致。

气与血关系失调

- 气滞血瘀：气机阻滞导致血液瘀阻
- 气虚血瘀：气少推动无力导致血瘀
- 气不摄血：气虚统血失常，导致出血。如脾不统血
- 气随血脱：突然大量出血，导致阳气暴脱。如亡阳、气脱
- 气血两虚：气虚血少，机体功能减退。如气虚、血虚

津液失常

津液不足：津液亏虚，滋养濡润功能减退。

原因：燥热伤津、汗吐泻太过、久病耗伤。

津亏：口鼻干燥，咽干口渴，溲少便干。

液耗：形瘦骨立，肉脱发枯。

津液输布障碍

- 痰浊困阻：胸闷，脘痞，呕恶，腹胀，便溏，苔腻
- 痰饮凝聚：停于胸胁为“悬饮”，停于胸膈为“支饮”
- 水液潴留：水肿或腹水

津液与气血失调

水停气阻：津液停积导致气机阻滞。

症状：胸闷咳喘，心痛心悸，头昏困倦，脘腹胀满，四肢浮肿。

气随液脱：津液大量丢失（吐、泻、大汗），导致阳气暴脱亡失。

症状：面色苍白，大汗淋漓，四肢厥冷，呼吸微弱，脉微欲绝。

津枯血燥：津液枯竭耗伤血液，导致血燥生风。

症状：心烦，鼻咽干燥，消瘦，皮肤干燥或瘙痒，舌红少津。

津亏血瘀：津液亏虚，导致血液瘀阻。

症状：津亏症状，外加舌质绛紫、瘀斑等。

血瘀水停：血瘀和水停症状并见。

症状：心悸，气喘，口唇爪甲青紫，舌有瘀点或瘀斑等。

第三节 内生五邪

内生五邪：疾病过程中脏腑功能失调出现的风、寒、湿、燥、火。

风气内动

概念：又称“内风”，疾病过程中脏腑精气阴阳失调，体内阳气亢逆，而致风动之征的病机变化。

症状：动摇、眩晕、抽搐、震颤等类似内动的征象。

肝阳化风

成因：情志所伤，肝郁化火，郁火伤阴，致肝阳亢逆无制而动风。操劳过度，肝肾阴虚，阴虚阳亢，风气内动。

表现：轻者眩晕欲仆、半身不遂，重者猝然仆倒、神志昏迷。

热极生风

成因：火热亢盛，煎灼津液，伤及营血，致筋脉失养。见于热性病极期。

表现：痉挛抽搐，高热，神昏谵语，颈项强直，角弓反张。

阴虚风动

成因：阴气和津液大量亏损，筋脉失养，致虚风内动。

表现：筋挛肉瞤，手足蠕动，低热起伏。

血虚生风

成因：生血不足、失血过多、久病耗伤。

表现：肢体麻木不仁，筋肉跳动，手足拘挛不伸。

血燥生风

成因：久病伤阴耗血、年老津亏血少、生血不足、瘀血内结。

表现：肌肤甲错、瘙痒。

寒从中生

概念：疾病过程中或阴盛或阳虚所出现的寒性病理变化。

症状：面色苍白，畏寒喜热，四肢不温，舌质淡胖，脉沉迟弱。

内寒病机多见于心、脾、肾阳虚。

成因：先天不足，阳气素虚；久病伤阳；外感寒邪伤阳；过食生冷伤阳。

内寒、外寒的区别：!!

内寒：虚而有寒，以虚为主。

外寒：以寒为主，多为实寒。

湿浊内生

概念：疾病过程中，水液代谢障碍引起湿浊蓄积滞留的病理变化。

症状：湿邪留滞经脉之间：头闷重如裹，肢体重着或屈伸不利。

湿犯上焦：胸闷咳嗽。

湿阻中焦：脘腹胀满，食欲不振，口腻。

湿滞下焦：腹胀便溏，小便不利。

成因：饮食生冷肥甘伤脾胃；喜静少动，气机不利，津液输布障碍，聚而成湿。 脾运化失职是关键

内湿、外湿的区别：!!

内湿：脾虚生湿，因虚致实。

外湿：湿邪入侵，湿困脾土，性质属实。

津伤化燥

概念：疾病过程中，津液虚亏，滋养功能减退的病理变化。

症状：肌肤干燥不泽，起皮脱屑，口燥咽干，大便燥结，小便短赤。

成因：久病伤津耗液、大汗大吐大泻、亡血失津、热性病热盛伤津。

内燥、外燥的区别：!!

内燥：脏腑组织功能失常，津液亏虚所致。

外燥：伤人多在秋季，多易伤肺。

火热内生

概念：疾病过程中，或阳盛或阴虚所出现的热性病理变化。

成因：阳盛有余、阴虚阳亢、五志化火、气血壅滞、病邪郁结化火。

实火

实火
- 阳气过盛化火　“气有余便是火”
- 外感六淫病邪，郁而从阳化火（邪郁化火）
- 病理代谢产物（痰、瘀血、结石等）和食积等化火（邪郁化火）
- 情志化火

常见症状：壮热，烦渴，尿赤，便结，苔黄，脉数有力。

虚火

精亏血少，阴虚不能制阳，阳气相对亢盛而化热化火。

常见症状：

阴虚内热：多呈全身性热象，如五心烦热、骨蒸潮热、面部烘热、盗汗、舌红少苔，脉细数无力。

阴虚火旺：多集中于某一部位，如牙痛、齿衄、咽痛、颧红。

内火、外火的区别：!!

内火：脏腑功能失调，阳气亢盛等所致实火或虚火，病在脏腑。

外火：外感火热病邪，病在肺卫，伴有表证。

外火可引发内火；内火日久伤肺卫，可招致外火病邪侵袭。

第四节　疾病传变

病位传变

某一部位或某一脏腑的病变，可以向其他部位或脏腑转移。

表里传变

表：皮毛、腠理、经络。　　里：脏腑、精、气、血、津液。

表病入里

常见于外感疾病初期或中期。（入里后也可引起内脏间的传变）

- 正气渐损，正不胜邪 ⟹ 依次相传
- 邪气过盛，暴伤正气 ⟹ 病邪直中入里

表病是否入里的因素：正邪消长盛衰及治疗护理是否得当。

里病出表：正能胜邪，驱邪外出。反映病势好转。

外感热病传变

伤寒为外感热病的总称。

- 六经传变：疾病在六经之间的相对转移
- 三焦传变：病变循三焦发生位移变化（温病的主要传变形式）
- 卫气营血传变：温热病过程中，病变部位在卫、气、营、血四个阶段的转移变化

内伤病传变

内伤病：内脏遭受某些病因损伤而导致的疾病。

- 脏与脏传变（内伤病最主要的传变形式）
- 脏与腑传变（多见于脏腑表里之间）
- 腑与腑传变
- 形与脏内外传变

病性传变

寒热转化（机体阴阳失调导致）

疾病发展过程中，在“极”或“重”的条件下，阴阳之间向相反方向转化。

包括由寒化热、由热转寒。

虚实转化（决定于邪正的盛衰）

由实化虚：疾病由邪气盛转化为正气虚损。

如：实热伤阴，转为虚热证。

由虚转实：疾病由正气亏损转化为邪气较盛。

如：气虚无力运血，转为瘀血内阻。

影响传变的因素

- 环境因素：地域、气候、时令。
- 生活因素：情志、饮食、劳逸、治疗、护理。
- 体质因素：素体强盛与虚弱、阴盛与阳盛。
- 病邪因素：传变迟速、病性变化与邪气性质有关。
- 诊治因素：早期诊治可阻止传变。

第九章 养生与防治原则

主要内容：

1.养生

2.治未病

3.治则

中医强调未病先防、既病防变、防治结合。养生是最积极的预防措施。患病之后，则强调早期治疗，防止疾病发展和转化。

"圣人不治已病治未病，不治已乱治未乱。"

——《素问·四气调神大论》

第一节 养 生

养生的概念与衰老机制

养生的概念

根据人体生命活动变化规律，探索和研究中国传统的调摄身心、增强体质、预防疾病、延年益寿的理论和方法。

衰老的概念及机制

天年：人在适宜环境条件下所能达到的最高寿命。（120岁）

衰老：随着年龄增长，人的生理功能全面逐渐衰退的过程。

本：阴阳失调、五脏虚衰、精气不足。

标：情志失调、痰瘀毒生。

养生的基本原则

顺应自然：起居、饮食等遵循四时变化规律。

形神共养：注重形体保养和精神调摄，使二者协调发展。

方法：动以养形，静以养神。

保精护肾：首重节欲保精，使精气充盛。

调养脾胃：使其升降协调、受纳运化相因、水谷精气充足。

方法：益脾气，养胃阴，节饮食，调精神，常运动。

第二节 治未病

未病先防

预先采取措施增强机体正气，消除有害因素的侵袭，防止疾病发生。

扶助机体正气

- 顺应自然：顺应季节气候、昼夜变化规律调节饮食起居，修身养性。
- 饮食有节：饮食定时定量，不可过饥或过饱，避免偏食嗜食。
- 起居有常：顺应四时、昼夜变化安排休息，劳逸结合，张弛有度。
- 形体锻炼：经常锻炼身体，调畅气血，增强体质，减少疾病发生。

锻炼的要点：
- 运动量要适度，因人而异
- 循序渐进，运动量由小到大
- 持之以恒

防止病邪侵害

避其邪气："虚邪贼风，避之有时"。

药物预防：事先使用药物，提高机体抗邪能力，特别是疫病流行期间。

既病防变

在疾病发生之后，力求做到早期诊治，防止疾病传变。

早期诊治：要掌握好不同疾病发生、发展变化过程及其传变规律。

防止传变：阻截病传途径。

先安未受邪之地。（以五行生克规律、五脏整体规律、经脉相传规律为指导）

如："见肝之病，知肝传脾，当先实脾"

愈后防复

疾病初愈或缓解时，注意从整体上调理阴阳，维持并巩固阴阳平衡状态，预防疾病复发及病情反复。

第三节 治 则

治则：治疗疾病的原则。

具体包括：扶正与祛邪、调整阴阳、正治与反治、治标与治本、调理精气血津液、三因制宜。

治法：治疗疾病的方法。

如：汗、吐、下、和、清、温、补、消。

正治与反治

正治

概念：逆其证候而治，即正常治。如热证用寒药，即"逆治"。

适用场景：用于疾病的征象与其本质一致的病证。

具体原则：
- 热者寒之。如：表热证用辛凉解表药，里热证用苦寒清里药
- 寒者热之。如：表寒证用辛温解表药，里寒证用辛热温里药
- 虚则补之。如：阳虚用温阳药，气虚用益气药
- 实则泻之。如：食滞用消食导滞药，瘀血用活血化瘀药

反治

概念：顺从疾病的外在假象而治，即"从治"。

适用场景：用于疾病的征象与其本质不完全符合的病证。

具体原则：
- 寒因寒用：真热假寒证，用寒凉药。即以寒治寒
- 热因热用：真寒假热证，用温热药。即以热治热
- 通因通用：有泄泻症状的实证用泻法。即以通治通
- 塞因塞用：真虚假实证，用补法。即以补开塞

（第一个字：假象；第三个字：用药）

正治与反治都是针对疾病的本质而治，都是治病求本。

治标与治本

标本是相对的、有条件的，不是绝对的。

缓则治本

适用场景：慢性疾病，或病势向愈、正气已虚而邪尚未尽之际。

如：内伤类疾病，病情缓慢，脏腑气血已衰，必须使脏腑精气充足，正气逐渐恢复，不可贪求速胜。

急则治标

适用场景：急病且病情非常严重，或疾病过程中出现危重证候时。治标可去其邪，能避免正气受伤，更容易恢复健康。

“急则治标，缓则治本”不能绝对化。

如：亡阳虚脱时，用回阳救逆法，看似治标，其实也是治本。

大出血后气随血脱，用独参汤益气固脱，看似治标，也是治本。

!! 不论标本，把握急者先治这一原则。

标本兼治

适用场景：标病和本病俱急时，要标本兼顾。

如：痢疾患者，饮食不进是正气虚，属于本，下痢不止是邪气盛，属于标。此时标本俱急，应扶正药与清利湿热药同用。

扶正与祛邪

概念

扶正：扶正固本，以消除病邪。适用于虚证，即“虚则补之”。

方法：益气、养血、滋阴、温阳、填精、生津，以补各脏精气阴阳。

祛邪：祛除邪气，使邪去正复。适用于实证，即“实则泻之”。

方法：发汗、涌吐、攻下、消导、化痰、活血、散寒、清热、解毒、祛湿。

单独运用

扶正：适用于正虚为主的虚证或真虚假实证。

多用于慢性疾病，或疾病后期、恢复期，或素体虚弱者。

祛邪：适用于邪实为主的实证或真实假虚证。

多用于外感病初期、极盛期，或疾病过程中出现痰饮、水湿、瘀血等，而正气尚可耐受攻伐的状况。应中病即止。

同时运用

扶正兼祛邪：用于以正虚为主的虚实夹杂证。

如：气虚感冒，应以补气为主，兼以解表。

祛邪兼扶正：用于以邪实为主的虚实夹杂证。

如：温热病过程中，邪势亢盛，阴液被耗，表现为壮热汗多、心烦口渴、咽干舌燥，以清热为主，兼以养阴液之法。

先后运用

先扶正后祛邪：用于正虚为主（若兼祛邪反伤正气），或不能耐受攻伐者。

如：正气大伤的虫积证，先扶正固本，再泻下驱虫。

先祛邪后扶正：用于邪盛为主（兼扶正反会助邪），或正虚不甚，尚能耐受攻伐者。

如：实热伤津的病证，先清泻实热，再养阴生津。

调整阴阳

调整阴阳，以平为期，是中医治病的根本法则。

损其有余　损其偏盛的一方。适用于阴或阳一方偏盛有余的病证。

热者寒之：用于“阳胜则热”所致的实热证。

寒者热之：用于“阴胜则寒”所致的实寒证。

补其不足 补其偏衰的一方。适用于阴阳偏衰的病证。"虚则补之"

- 阳病治阴：虚热证属阳病，滋阴以抑阳
- 阴病治阳：虚寒证属阴病，扶阳以抑阴
- 阳中求阴：治疗阴虚证，补阴为主，适当补阳
- 阴中求阳：治疗阳虚证，补阳为主，适当滋阴

  规律：补什么就求什么，谁为主就求谁
- 阴阳双补：阴虚可累及阳，阳虚可累及阴，故治疗当阴阳双补
- 回阳救阴：适用于阴阳亡失者。亡阳者当回阳固脱，亡阴者当救阴固脱。用峻剂

调和脏腑

使各脏腑关系重新恢复阴阳气血平衡。

顺应脏腑生理特性

六腑以通为用，以降为和
五脏藏精气而不泻，以藏为贵
} 实则泻腑，虚则补脏

调和脏腑气血阴阳

虚者补之，实者泻之，寒则热之，热则寒之。

调和脏腑相互关系

根据五行相生规律：虚则补其母，实则泻其子。

- 滋水涵木（滋肾养肝）：适用于肾阴亏损而肝阴不足，或肝阳上亢之证
- 益火补土（温肾健脾）：适用于肾阳衰微而致脾阳不振之证
- 培土生金（健脾补气）：适用于脾气衰虚致肺气虚弱之证
- 金水相生（滋养肺肾）：适用于肺肾阴虚证
- 益木生火（补肝养血）：适用于肝血不足，以致心肝血虚之证

根据五行相克规律：**抑强、扶弱**。

- 抑木扶土：疏肝健脾或平肝和胃，治肝脾不和或肝气犯胃之证
- 泻火润金：用于心火过旺以致肺热伤津之证
- 培土制水：健脾利水，用于脾虚不运，水湿泛滥而致水肿胀满之证
- 佐金平木：滋肺阴清肝火，治疗肝火犯肺之证
- 泻南补北：泻心火补肾水，治疗心肾不交之证

根据脏腑相合规律：

根据脏腑表里配合关系，**脏病治腑，腑病治脏，脏腑同治**。

调理精气血津液

调精

补精：适用于肾精或水谷之精不足的精虚证。

- 肾精不足：发育迟缓，生殖功能低下。当益肾填精补髓。
- 水谷之精不足：面黄肌瘦，头昏目眩，疲倦乏力。当健脾益气。

固精：适用于肾精或水谷之精大量丢失的失精证。

- 肾精丢失：滑精、遗精、早泄。当补益肾气以摄精。
- 水谷之精丢失：长期尿浊，少气乏力，面黄肌瘦，失眠健忘。当补脾肾以摄精。

疏精：适用于精瘀证。当疏精通络散结。

症状：阴器脉络阻塞，精郁结滞留，难以排出。
肝失疏泄，气机郁滞而致不排精，伴有睾丸小腹重坠、腰痛、头晕等。

调气

气虚宜补，气滞宜疏，气陷宜升，气逆宜降，气脱宜固，气闭宜开。

调血

血虚则补，血瘀则行，血寒则温，血热则凉，出血则止。

调津液

滋养津液：适用于津液不足而致的肺燥、胃燥、肠燥。

方法：摄入足量水液，使用滋阴生津的药物。实热伤津者，宜清热生津。

祛除水湿痰饮：适用于水湿痰饮证。

- 湿盛者，宜祛湿化湿利湿。
- 水肿、腹水者，宜利水消肿。
- 痰饮者，宜化痰逐饮。

调理精气血津液的关系

调理气与血的关系

气病治血，血病治气。（**因气病血易病，血病气易伤**）

调理气与津液的关系

- 气虚而致津液不足者，补气生津。
- 气不摄津而致津液丢失者，补气摄津。
- 津停气阻者，行气导滞；气随津脱者，补气固脱。

调理气与精的关系

- 气滞精阻者，疏利精气。
- 精亏不化气致气虚，或气虚不化精致精亏者，补气填精并用。

调理精血津液的关系

血虚者补血的同时可填精
精亏者填精补髓的同时可补血
} **精血同源，可同补**

津血同病而见津血亏少或津枯血燥者，当补血养津或养血润燥。
→（**津血同源，可同补**）

三因制宜

因时制宜：遵循季节、月令、昼夜特点治病和调养。

如：春夏气温渐热，阳气生发，腠理疏松，外感风寒时发汗不宜过强，以免开泄太过，耗伤气阴。

月经病治疗需考虑月相盈亏。

针灸的“子午流注针法”。

因地制宜：不同地域，气候、水土、体质、生活习惯不同。

如：西北地区地势高而寒冷，其病多寒，治宜辛温。

东南地区地势低而温热，其病多热，治宜苦寒。

因人制宜：根据患者年龄、性别、体质等不同特点治病和调养。

如：小儿脏腑娇嫩，气血未充，药量宜轻。

青壮年气血旺盛，多实证，可攻邪、泻实，药量可稍重。

老人脏腑功能衰减，多用补虚之法。